妻の化粧品はなぜ効果がないのか

細胞アンチエイジングと再生医療

北條元治

角川SSC新書

はじめに

同じ年齢でも、若く見える人と老けて見える人がいます。見た目だけではなく、内臓や脳などの臓器、骨についても、より老化が進んでいる人と、若々しい人がいます。

血管年齢や肌年齢、骨年齢、脳年齢という言葉を聞いたことがあるのではないでしょうか。さまざまな検査やテストを通じて、実年齢とその臓器の加齢の度合いを比べるものですが、これも体の年齢の指標を表す数字です。医療機関や介護施設などで検査を行っていて、その結果、実年齢より老けていると皆さんショックを受けられますね。

このような「老化の個人差」はなぜ生じるのでしょうか。それは大元をたどると、「細胞の老化の個人差」と言い換えることができます。人の体の中に60兆個もある「細胞」と、その細胞が作り出す「体の部品」が劣化し老化することが、その人の体全体の老化につながっているのです。

私は培養皮膚を専門とする形成外科医として長年、細胞についても研究してきました。いわば今話題の「再生医療」の先駆けと言える分野です。重度のやけどの患者さんたちには、患者さん自身の細胞を培養して作製した皮膚を移植して治療を行ってきました。また現在は、患者さんご自身の元気な細胞を培養・移植して、肌を健康にする美容医療の会社を営んでいます。日々、いろいろな方々の細胞を診て、培養し、移植する毎日です。

そのような研究と臨床を通じてわかった「細胞を健康にして老化を遅らせる方法」をまとめたのがこの本です。

細胞といえば、2012年にノーベル医学生理学賞を受賞した山中伸弥教授の「iPS細胞」研究を思い浮かべる人が多いでしょう。数年のうちには、この「iPS細胞」を用いた医療によって、難病といわれる病気の治療が実用化されると期待している方も少なくないのではないでしょうか。しかし残念ながら、その実用化には越えなければならないハードルも多く、10年後でも治療に使われるのはごく一部の細胞だと私は考えています(詳しくは第3章で述べます)。

現在、健康な方は、そのような「夢の医療」を当てにするのではなく、自分の細胞の健康は自身で守ることが必要です。これこそが確実な老化防止と言えるでしょう。

また最近ではカネボウ化粧品の美白化粧品の使用者1万数千人に、肌がまだらに白くなる白斑症状が出るという事件もありました。これは化粧品の成分が、皮膚細胞のメラニン色素を異常に減少させてしまって起きたことです。「細胞を破壊した可能性がある」と指摘する医師もいます。本来は、見た目を若く美しく保つための化粧品によるトラブルだったので、大きな関心を集める出来事となりました。

これらのことからも類推されると思いますが、私たちの健康を考えるうえで、細胞の働きはとても重要な位置を占めます。この本では、身近な話題から順を追って、健康と細胞について解説してきます。

第1章では、とくに私の専門である皮膚を例にとって、「細胞の仕組み」と、「細胞を若く美しく保つ方法」を紹介していきます。見た目の老化＝皮膚の老化の予防法です。効果のあるスキンケア、効果のないスキンケアについても述べます。

第2章では、世の中に流布している健康の常識を疑ってみましょう。

第3章では、iPS細胞をはじめとする細胞の再生医療について解説します。いわば体の中身の老化を治す研究です。

第4章では、いつでもどこでも、だれでもできる老化の予防法について紹介します。キーワードは「酸化」と「糖化」です。体の中で起きるこれら二つの現象を防ぐことができれば、老化を遅らせることができるのです。

第5章では、細胞の老化を防ぐさまざまな方法についてまとめます。

ではこれから、「細胞はなぜ老化するのか」「その老化を防止する方法は何なのか」考えていきましょう。

北條　元治

目次

第3章　iPS細胞と再生医療で、老化をどこまで防げるか　83

第4章　細胞の「酸化」「糖化」を抑えれば老化は止められる　111

第５章　細胞はなぜ老化するのか？　145

第1章　見た目の老化を止める

――妻のスキンケア化粧品はなぜ効果がないのか

見た目の老化は皮膚に現れる

老化が一番、かたちとして現れるのは、何といっても皮膚、肌です。

女性にとっては特に関心のあることですし、男性にとっても「パートナーがなぜああも熱心に肌の手入れをしているのか」、場合によっては「あまり効果が上がっているように見えないのはなぜなのか……」などと、気になるところではないでしょうか。

また、最近では男性向けのスキンケア商品市場も成立しています。男女ともに、少なからぬ金額を肌に投資している時代と言えるでしょう。男女を問わず、加齢による肌の老化＝見た目の老化防止は関心の高い分野となっています。

血管も年をとると老化して、弾力性がなくなったり、皮下出血を起こしたり、動脈硬化になり、心筋梗塞、脳梗塞のリスクが高まっていきます。しかし、ご自分の血管を直接見ることはできないので、「自分の血管が老化しているか、年相応なのか」は、普段あまり意識しないと思います。

ただ、表面にある皮膚、肌は一目瞭然で、年をとればとるほど弾力性がなくなっていきます。朝、鏡を見ながら、「私も老けたなあ」とか「まだまだ若い」とか思うことがしばしばあるのではないでしょうか。

例えば、老人の皮膚はシワが深く入り、明らかに弾力性がありませんが、見た目が老けている人は、血管でも同じような老化現象が起こっています。「肌が若いけど、体の中や血管の老化が進んでいる」とか、逆に「肌は老化が進んでいるが、内臓や血管は若々しい」というケースはほとんどありません。

愛媛大学医学部附属病院の研究では、患者さん273人の顔のシワやたるみ、目元の角度など見た目の年齢を検査しました。そしてその方たちの血管の壁の厚さからわかる血管年齢を割り出し、見た目の年齢と比較したのです。その結果は、見た目の年齢が実年齢よりも若い人は、血管年齢も実年齢よりも若く、見た目の年齢が実年齢より老けている人は、血管年齢も同様に老いているというものでした。

つまり、人間の体の細胞の老化は、肌を見れば、ある程度、把握できるわけです。見た目を若々しくしたいのなら、血管の細胞など体の中から健康にならなければ効果が上がらないということも言えます。

それでは、具体的に肌はどのように老化するのでしょうか。

皮膚は細胞と死んだ細胞でできている

肌の構造について少しくわしく説明しておきます。

人間の皮膚は図1のように「表皮」と「真皮《しんぴ》」の二重構造になっています。真皮の下には皮下組織があり、皮下脂肪が蓄えられていて、エネルギーを蓄えるための貯蔵庫や、外部からの衝撃を吸収するクッションの働きをしています。また、脂肪は熱を伝えにくいため、体温の調整にも一役買っています。

表皮の厚さは0・1㎜ほどで、外部からの刺激や乾燥などから肌を守る防御機能や、体内の水分量を調整する保湿機能といった働きをしています。表皮組織の「表皮細胞」は底にある「角化細胞」という細胞で作られ、だんだん表面に移動していって2週間ほどで核をなくして角質（ケラチン）に変化します。そして、さらに2週間で角質は外側へと移動してあかとなってはがれ落ちます。

角質には細胞の核がありませんから、いわば「死んだ皮膚細胞」です。この角質の厚さは約0・01〜0・03㎜とわずかなものです。

【図1】肌の構造

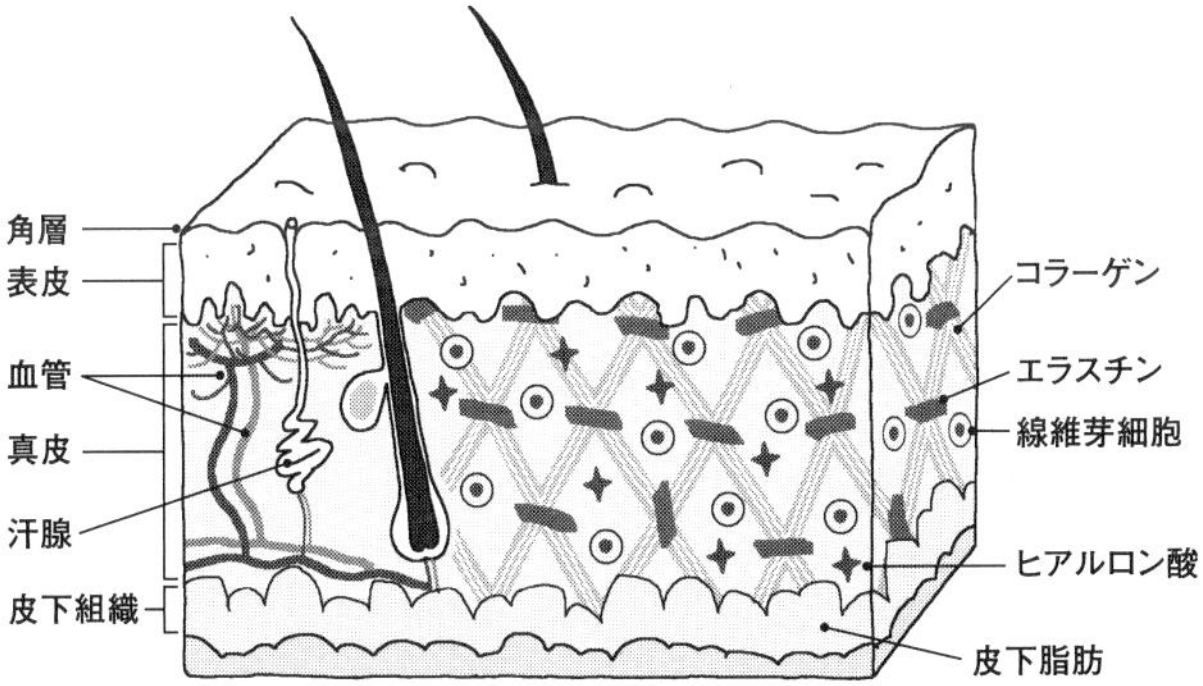

このように表皮組織は常に生まれ変わっているのですが、表皮細胞が生まれてはがれ落ちるまで、平均して28日間、4週間ほどかかります。

真皮は厚さ2・0～3・0㎜。肌のハリ、弾力性を保ち、表皮と皮下組織をギュッと支える働きをします。**「真皮細胞」は「線維芽《せんいが》細胞」、「真皮樹状細胞」とも呼ばれ、コラーゲン、ヒアルロン酸、エラスチンなどの「細胞外マトリックス」を作っています。**

細胞外マトリックスとは耳慣れない言葉かもしれませんが、細胞が作り出す物質のことで、体のあちらこちらに存在しています。ここで挙げたコラーゲンやヒアルロン酸も細胞外マトリックスの一種ですし、コラーゲンを主な成分とする「骨」も細胞外マトリックスです。なお、真皮細胞の細胞周期（生まれ変わる周期）は5〜6年です。

皮膚というのは、真皮という「スポンジ」の上を、「ハンカチ」のような表皮が覆っていて、さらにその上に「ガーゼ」のような薄い角質層（角層）が載っていると言うとわかりやすいでしょうか。

「くすみ」と「シミ」はなぜできるのか

皮膚の老化は、「シミ」や「くすみ」ができたり、「キメ」や「ハリ」がなくなったり、「乾燥」したり、「シワ」や「たるみ」、「クマ」といった症状で現れます。

このうち、シミとくすみは表皮組織の老化が原因です。

表皮の細胞には「表皮細胞」と「色素細胞」があり、約95％が表皮細胞で残り約5％が色素細胞です。色素細胞は神経細胞の一つですが、表皮の一番下のほうにいて、紫外線などに反応してメラニン色素を分泌します。

表皮細胞は色素細胞からメラニン色素を渡されて、紫外線から細胞の中のDNAを守っているのです（DNAは遺伝情報を保存している「生物の設計図」とも言われる大切なものですね）。そして、このメラニン色素は約28日の周期で表皮細胞とともにはがれ落ちていきます。そのため、一時的な日焼けなら約1か月後に消えるのです。

ところが、約28日の周期は、加齢とともに表皮細胞が老化して長くなってしまいます。

一方、メラニン色素は変わることなく産出されます。その結果、表皮細胞のメラニン色素の濃度が高くなり、肌の透明感が失われていきます。これがくすみの原因です。

そして、表皮組織の底でメラニン色素の濃度が高い状態が続くと、皮膚組織にメラニン色素が漏れ出して、沈着してしまいます。

これが、色素沈着が進んだシミの正体なのです。正確には「老人性色素斑」と言います。「老人性」という名前がついていますが、30代からでもできてしまいます。

また、メラニン色素が生まれ変わる周期は、細胞の老化以外、紫外線を過剰に浴びたり、肌を過度に刺激したり、大きな精神的ストレスがかかるなどの原因で乱れてしまいます。

真皮の老化が「シワ」「たるみ」「クマ」を招く

一方、真皮の老化では、肌のキメやハリがなくなったり、乾燥したり、シワやたるみ、クマができたりします。

真皮は図1のような構造になっていますが、細胞と全体の70〜80％を占めるコラーゲンやエラスチン、ヒアルロン酸などの細胞外マトリックスでできています。コラーゲンは真皮の柱のような役割、エラスチンはコラーゲンを支えにしてゴムのような弾力性を与える役割、ヒアルロン酸は水分を保持してうるおいを与える役割を担っているのです。ちなみにヒアルロン酸は1gで500gもの水分を保持できるほど、高い保湿性を持っています。

そして、これら細胞外マトリックスが損傷されて機能が低下することで、真皮が表皮をつかまえる力が弱まると「シワ」ができ、皮下組織をつかまえる力が弱くなると「たるみ」ができます。

たるみの場合、皮下脂肪の下にある筋肉の衰えも原因の一つになりますが、主な真皮の老化は細胞外マトリックスなどタンパク質の損傷で起こります。

そういう損傷は真皮細胞（線維芽細胞）が活発でしたら、細胞外マトリックスを作り出して修復することができますが、加齢に伴って活性度が落ちていくと、コラーゲンなどの細胞外マトリックスの生成能力も落ちていき、メンテナンス能力も低くなるのです。

その結果、コラーゲンやエラスチンなどが劣化して皮膚のシワやたるみ、クマができていき、ヒアルロン酸が本来持っている保湿性も失われていき、肌のうるおいもなくなっていくのです。

紫外線はなるべく避けるようにする

肌の老化の大きな原因は細胞の老化と同じで、「紫外線」「酸化」「糖化」の三つです。

この中でも一番、肌にダメージを与えるのは紫外線です。（「酸化」「糖化」については、第4章で詳しく述べます）。

太陽から届く紫外線には「UVC」「UVB」「UVA」という3種類があります。

波長が短い方からUVC、UVB、UVAの順になるのですが、波長が一番短いUVC

【図2】太陽の光の種類

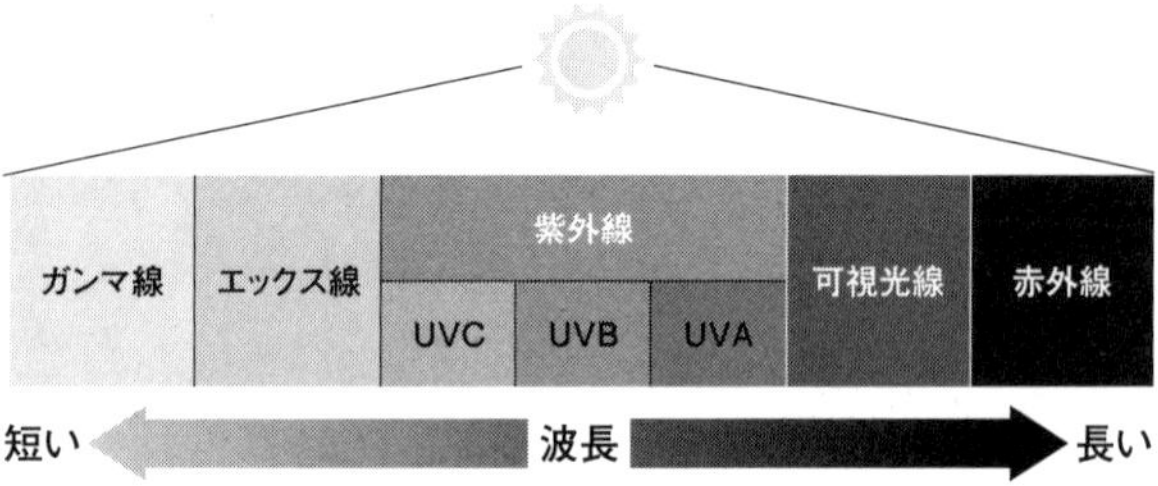

はオゾン層などで吸収されて、地球には届きません。次に波長が短いＵＶＢは皮膚下０・１㎜まで２〜８％くらい透過して、表皮細胞を破壊したり、新陳代謝の周期を乱して、シミやくすみなどの原因になります。

そして、一番波長が長いＵＶＡは皮膚下０・１㎜で50〜60％、０・５㎜で約７％、１・０㎜で約０・５％と、厚さ約０・３㎜の表皮を超えて真皮まで届き、表皮だけでなく、コラーゲンやエラスチン、ヒアルロン酸、真皮線維芽細胞を損傷してしまうのです。

ＵＶＡは表皮細胞の底にある色素細胞にもダメージを与えます。色素細胞は、表皮と真皮の間にありますが、真皮は上のほうが波打つような形状になって表皮とつながっています。波打っている形状になっていることで、アコーディオンの蛇腹のように引っ張っても元に戻るような働きをしています。ですから、肌は指で押しても戻るような弾力性、ハリを持っているのですが、この働きは色素細胞が真皮の波打つ形状のところに鎖状に連なっていて、敷き詰められているように存在するからこそ保たれているのです。

しかし、強いUVAを長時間、厚さが約0・3㎜しかない表皮の底の色素細胞が浴びると、損傷して蛇腹の弾力性が失われて、肌の弾力性やハリもなくなってしまうのです。このことが、シワの原因の一つにもなります。

なぜ紫外線が肌のトラブルを起こすのか？

真皮の中でスポンジのような役割を果たしているコラーゲンやエラスチン、水分を蓄えているヒアルロン酸も、UVAで損傷を受けます。すると、表面の圧力に耐えられなくなり、肌にシワやたるみができてしまいます。コラーゲンなどの損傷を補修する真皮線維芽細胞もUVAでダメージを受けているため補修能力が落ちて、さらにシワやたるみができてしまうのです。このことを「光老化」と言います。

そして、この光老化はシワやたるみだけでなく、シミも作ります。ＵＶＡで損傷を受けた色素細胞にエラーが起こり、メラニン色素をどんどん作りだしてしまうためです。

表皮の底のほうにある表皮細胞もＵＶＡで損傷を受けて、通常のように分裂、増殖ができなくなってしまいます。その結果、あかとなってはがれ落ちていくサイクルも遅くなり、色素沈着が進むのです。

また、過剰に作られたメラニン色素は表皮から真皮にも漏れ出していきます。

本来、真皮に漏れたメラニン色素は、免疫機能で「マクロファージ（死んだ細胞を掃除する白血球の一種）」に捕食されて、リンパ管や血管を通して体外に排出されるのですが、真皮組織がＵＶＡで損傷されると、真皮の表面に留まり、色素沈着を起こすのです。

さらに、免疫力が落ちるためにイボなどの感染症を起こしやすくなりますし、ＤＮＡが紫外線で損傷されて変異した表皮細胞ががん化して、皮膚がんも発症しやすくなります。

実際、強い紫外線を長時間浴びてシミやシワが多い人が、その後皮膚がんになってしまったケースを、私も数多く診てきました。

昔は日焼けには「健康」というイメージがありました。

かつては、「太陽の光を浴びることは健康増進につながる」と医学的にも考えられていて、私が赤ちゃんだった時代の母子手帳には「日光浴をしていますか?」という項目がありました。ところが、私の子どもの母子手帳にはそのような項目はありません。

これは昔は「日光浴をしないと、体内でのビタミンDの合成がうまくできず、くる病という乳幼児の骨格異常が起こる」と言われていたためです。くる病はビタミンDの代謝障害でカルシウム、リンの吸収が進まず、骨の石灰沈着障害が起こります。ただ、日照時間の短いヨーロッパ北部などはともかく、現在の日本ではくる病はほとんど発症していません。

子どもも大人も、意識して日光を浴びなくても、ビタミンD合成に必要な日光は、日常生活の中で十分に浴びていると考えていいでしょう。

紫外線は肌の老化を加速度的に進める

紫外線は細胞のDNAやコラーゲンなどを直接損傷させるだけでなく、肌の中の水分子や酸素分子を刺激して「活性酸素」も生み出します。そして実は肌の光老化は、紫外線自体による損傷よりも、活性酸素によるダメージのほうが大きいと考えられているのです。

活性酸素は表皮の炎症、つまり日焼けも起こしますし、表皮細胞の新陳代謝の周期も乱します。色素細胞に異常を起こしますし、真皮の真皮線維芽細胞の機能を低下させたり、コラーゲンなどを損傷させたりします。活性酸素による酸化で肌に損傷を与えるのですが、紫外線自体のダメージと二重攻撃になりますから、被害は甚大になってしまうのです。

また、傷ついた表皮細胞、真皮線維芽細胞はフル稼働で補修しようとします。すると、細胞の中でエネルギーを生み出している「ミトコンドリア」が通常よりも大きなエネルギーを作り出すので、そこからも活性酸素が生まれます。

さらに、細胞と細胞外マトリックスが弱まってしまうので、糖化されやすくなり、「AGEs《エイジス》（糖化タンパク）」になってしまいます。そのため、肌の中にはAGEsや作り過ぎになったメラニン色素などの老廃物がたまっていってしまうのです。（「活性酸素」「AGEs」については第4章で詳しく述べます）

さらに、紫外線はもう一つ、重大なダメージを与えます。

前の図1のように、真皮の中には血管（毛細血管）とリンパ管が走っているのですが、肌の細胞やコラーゲンと同じように紫外線と紫外線によって発生する活性酸素で損傷を受けてしまいます。

肌の中で血管とリンパ管は大変重要な働きをしています。血管の動脈は栄養や酸素を供給して、血管の静脈とリンパ管は肌の老廃物を回収するとても大切な器官です。例えば、AGEsやメラニン色素などの老廃物は、静脈やリンパ管を通じて、回収されています。**紫外線で血管やリンパ管がダメージを受けると、栄養や酸素が運ばれなくなって新陳代謝が進まず、老廃物はたまっていく一方になるのです。**

また、血管とリンパ管は肌の免疫機能を担っています。血管から「好中球」と「マクロファージ」、リンパ管から「リンパ球」が飛び出して、表皮、真皮に異常がないかをパトロールしているのです。

そのため、血管、リンパ管がダメージを受けると、免疫機能も低下してしまいます。免疫機能低下自体も老化の一つの現象ですが、ほかの要因による老化も加速度的に進んでいき、悪循環に陥ってしまうのです。

紫外線を長時間、大量に浴びると、イボなどの感染症、皮膚がんになりやすくなるのも、免疫機能が正常に働かなくなることが一因です。

紫外線対策以外、肌の特別なケアは必要ない

肌の老化にとって、紫外線がいかに恐ろしい存在か、お分かりいただけたのではないでしょうか。

紫外線が強い初夏や夏、そして海岸や雪山などの場所で長時間、強い紫外線を浴びると、肌は強いダメージを受けてしまいます。長袖・長ズボン、帽子、サングラス、日傘などで、できるだけ紫外線を避けるようにしましょう。衣類などで紫外線の70％をカットすることができます。顔や首筋など衣類で覆えない部分はサンスクリーン剤（日焼け止め）を活用するようにします。

ただ、サンスクリーンの成分によってアレルギー反応を起こすこともあります。パッケージに記されているＳＰＦ値（紫外線防護係数）が高いほど効果がありますが、ＳＰＦ値が高いほどアレルギー反応が起きるリスクも高まります。

日常生活ではＳＰＦ値15程度、海や山に出掛けるときなどはＳＰＦ値30前後の製品がいいでしょう。いずれにせよ、自分の体質にその製品が合っているかどうか、腕などに塗っ

て確かめる必要があります。少しでもかゆみを感じたら、その製品は避けてください。

サンスクリーン剤には「PA値」という指標もあります。これは先ほど述べた紫外線の中の「UVA」をどれだけ遮断できるかを表しています。効果があるとされる「PA＋」から、より効果のある「PA＋＋＋＋」まであります。

ただ、もし紫外線をたくさん浴びてしまったら、どうしたらいいのでしょうか。

「日光皮膚炎」と呼ばれるひどい日焼けの場合、非ステロイド性消炎鎮痛薬や副腎皮質ステロイド薬を皮膚科医に処方してもらうべきですが、**通常レベルの日焼けの場合、βカロテン（ビタミンA）、ビタミンC、ビタミンEなどの抗酸化物質を摂ることが有効です。**

βカロテンは、体内でビタミンAに変わる抗酸化物質であり、細胞膜やDNAを活性酸素による酸化から守ってくれます。緑黄色野菜に多く含まれています。

ビタミンCは紫外線対策をうたう化粧品にも使われていますが、シミなどの原因になるメラニン色素の生成を抑える働きがあります。また、肌のコラーゲンやエラスチンの生成を促進するのです。さらに、抗酸化力も持ち、酸化したビタミンEなどを還元する能力もあります。ピーマンなどの野菜や、レモン、イチゴなどの果物に多く含まれます。

ビタミンEも抗酸化力を持ちますが、ビタミンCが水溶性であるのに対し、ビタミンE

は脂溶性（油溶性）で、不飽和脂肪酸を含んでいる細胞膜や核膜に溶け込んで、細胞を酸化から守ってくれます。アーモンドなどのナッツ類や、ひまわり油など植物性の油に多く含まれています。魚卵にも多く含まれていますが、塩分が高いので摂り過ぎには注意が必要です。

もちろん、これらの抗酸化物質は日焼けだけでなく、酸化による老化防止にも有効です。

コラーゲンが皮膚から体内に吸収されることはない

さて現在、コラーゲンやヒアルロン酸が入った化粧水、クリームなどが、美肌効果があるといわれ、人気です。

「小さい分子量にして皮膚吸収率を高めていて、アンチエイジング成分が含まれているため、皮膚の細胞を活性化する」といった宣伝文句も見ますが、**私たち専門家に言わせれば、皮膚組織がコラーゲン、ヒアルロン酸を直接吸収することなんてあり得ません。**

確かにコラーゲン、ヒアルロン酸は、美しく健康な皮膚を保つためには大切な物質です。

先に述べたように、肌にうるおいや保湿、ハリをもたらしますが、あくまでも自分の細胞で作られたものが、皮膚組織の中で機能するものだからです。

そもそも、人間の身体は自分のものと自分でないものを免疫機能で厳密に区別して、自分ではないものを排除する仕組みを持っています。

細胞レベルで考えてみても、「細胞膜」と呼ばれる境界があり、他者を取り入れません。細胞の境界となる細胞膜はリン脂質という物質でできていますが、リン脂質は水に混じりやすいものと混じりにくいものが折り重なっていて、自分でないものをはね返す特徴があるのです。

そういう機能で、細胞は自分の中に別なものを入れないようにしているのですが、皮膚組織も当然、細胞からできていますので、自分とは別のものを受け入れるはずがありません。ですから、皮膚組織がコラーゲンやヒアルロン酸を吸収して、そのまま機能することはあり得ないのです。

コラーゲン、ヒアルロン酸は、皆さんの体の表皮の奥にある皮膚組織の真皮細胞が作り出しているタンパク質と糖類の一種です。細胞外マトリックスと呼ばれ、真皮組織の中で大きな働きをしていますが、表皮に塗られたコラーゲンやヒアルロン酸が、皮膚の奥まで浸透していって、そのまま細胞外マトリックスとして機能することなんて無理な相談です。

皮膚は表皮、真皮、皮下組織の三層構造になっていますが、基本的に塗られたものが浸透するのは表皮までです。例えば、傷や皮膚病に塗り薬が効くのは表皮に浸透するからですが、コラーゲンやヒアルロン酸は真皮組織にありますから、化粧水やクリームに含まれていたとしても、到達しないのです。

また、コラーゲンという物質は、いくつものアミノ酸が結合してできている比較的、大きな物質です。肌から吸収できる物質（分子）の大きさをゴルフボールまでとたとえると、コラーゲンは東京ドームほどの大きさに値します。これをそのまま肌に入れようとしても入っていくわけがありません。ヒアルロン酸はコラーゲンよりもさらに大きい分子です。

このコラーゲンの分子量の大きさが徐々に知られるようになったため、最近の化粧品は「コラーゲンの分子の小ささ」を宣伝するものも出てきています。しかしこれも先に述べたような理由で、肌の奥まで届いて、本来のコラーゲンの役割を果たすことができるかというと、はなはだ疑問です。

コラーゲンというタンパク質は不思議な性質を持った物質です。構造は縄のような繊維状の形をしています。スエードやバックスキンのレザー製品の表面は毛羽立っていますが、あの線維こそがコラーゲンです。そして、革製品の強度が高い理由はコラーゲンにあります。コラーゲンはデニム地の布のように非常に緻密に編み込まれた構造を持つタンパク質で、そのため細胞と細胞をつなぐ接着剤の働きや、血管や筋肉の強度を丈夫に保つとともに、皮膚、骨、粘膜の形成を担っているのです。

コラーゲン入りの化粧品の広告には「肌の奥まで浸透します」というような表現がよく見られますが、**よく目を凝らして広告の隅々まで見てみると、「肌の奥とは、角層のことです」といった文章が見つかるはずです。**前にも書きましたが、角層とは、皮膚の最も表面のガーゼのような薄い組織です。死んだ細胞である「角質」と、細胞間の接着剤の役割を持つ「細胞間脂質」によってできており、いずれあかとなってはがれ落ちる部分です。皮膚の奥というイメージからは少し遠いようですね。

コラーゲン配合の食べ物も意味がない

コラーゲンドリンク、コラーゲン配合のお菓子……。コラーゲンやヒアルロン酸などを含んだ健康食品、美容食品も世にあふれています。

「コラーゲン鍋でお肌もつるつる」と言われると、その気になる気持ちもわかりますが、肌に塗るのと同様、意味があるとは思えません。コラーゲンやヒアルロン酸は、人体に必要なアミノ酸が集まってできていますので、食品にしても害はなく、栄養になります。

しかし、あらゆる食べ物は胃、小腸、大腸など消化管で消化、吸収されるときに消化酵素などで分解されるなど特殊な工程を経て、体内に取り込まれます。

コラーゲンやヒアルロン酸などを食べても、そのままコラーゲン、ヒアルロン酸として体内に吸収されるわけではなく、消化段階において、分子レベルでさまざまなアミノ酸に分解されて吸収されるので、原形を留めません。

コラーゲンやヒアルロン酸はアミノ酸からできていますが、人間の身体を作るアミノ酸は基本的に20種類です。そして、「人間のアミノ酸」や「牛や犬のアミノ酸」という区別はありません。例えば、アミノ酸の一種、アルギニンは人間でも牛や豚、ニワトリでも同じもの。だからこそ、私たちは牛や豚、ニワトリの動物性タンパク質を食べることによって、体内でアミノ酸に分解、消化、吸収して、栄養にして身体を作れるのです。

コラーゲン配合、ヒアルロン酸配合の健康食品、美容食品にしても、牛や豚、ニワトリのコラーゲン、ヒアルロン酸を使っています。そして、食物として私たちの体内に取り込むと、さまざまなアミノ酸に分解されます。

ですから、牛や豚などのコラーゲン、ヒアルロン酸配合の健康食品、美容食品を食べると、消化、吸収されたアミノ酸が、体内でコラーゲン、ヒアルロン酸を作り出す「原料」になる可能性はあります。しかし、口から取り込んだコラーゲン、ヒアルロン酸が、そのまま体内でもコラーゲン、ヒアルロン酸として働くということにはならないのです。

また、コラーゲンを食べれば、それだけで体内でコラーゲンが作り出されるわけでもありません。皮膚細胞がコラーゲンを体内で合成するためには、アミノ酸だけでなく、ビタミンCが補酵素、鉄が補因子として必要になります。（補酵素、補因子は、ともに酵素の働きを助ける物質のことです）

コラーゲンの原料となるアミノ酸を摂取しても、ビタミンC、鉄分が欠ける食事をしていると、体の中で思うようにコラーゲンを作り出せないのです。

健康食品や美容食品でコラーゲンやヒアルロン酸を摂るよりも、バランスのよい食事を心掛けるほうが効果的だと私は考えています。

スキンケア化粧品は細胞を回復させたりしない

では、コラーゲン以外のスキンケア化粧品に美肌の効果はあるのでしょうか。残念ですが、それについても否定的な意見しか述べることはできません。

化粧品の成分である水分や油分は、本来、肌の表面の一部にしか浸透することはできないのです。

前に述べたように、肌に塗られた化粧品が浸透するのは、表皮の一部「角層」までです。それは死んだ細胞が集まった構造をしていて、ちょうどレンガのブロックを積み上げたような形をイメージするといいでしょう。レンガの間には水分と油分をためていて、体の外部から異物が入り込むのを防いでいます。この水分と油分が混じり合ったものを「細胞間脂質」と言います。その主な成分が、美肌に欠かせない成分としてよく聞く「セラミド」です。

「死んだ細胞」と言うとまるで不要なもののようですが、角層は、体内の水分の蒸発を防ぐという、体にとってとても大きな役割を担っています。また体外の化学物質や異物の侵入を防ぐ働きもあります。私たちにとって大切な体の「バリア」と言うことができるのです。

ただし、こすると剥がれ落ちるくらいですから、その構造はもろく、化粧品の水分などは、隙間に浸透していきますが、その内側の表皮にまで到達することは、普通はありません。また化粧品の作用が及ぶ範囲は、薬事法で角層までと決まっています。化粧品の広告にはよく「お肌の奥まで浸透」といった宣伝文句がありますが、その場合はどこかに「浸透は角質層（角層）に限られる」と小さく書いてあるはずですから確認してみてください。

スキンケア化粧品に大きな期待を持っている方には、ショックかもしれませんが、「シワをのばしてシミを完全に消す」といった化粧品はあり得ません。もしそのような化粧品があるなら、50歳代、60歳代からでも、まるで二十歳のころの肌のように若返ることができるはずですが、そのような例はないのです。

角層までで効果はあるのか

では、角層までしか浸透しないスキンケア化粧品にはどのような効果を期待できるのでしょうか。

ここまで読んできた方なら「皮膚の奥に浸透して、傷ついた肌の細胞を回復」したり、「皮膚の細胞に水分や油分、コラーゲンなどの栄養分を送り込んだりする」ことは無理だと理解していただけたはずです。どんな高価な化粧水、乳液、美容液やクリームを活用しても、それが化粧品の範囲であるかぎりは、効果があるのは角層までです。

ただし、肌がまだらに白くなる「白斑」などの症状を使用者に引き起こした、カネボウ化粧品の美白化粧品は例外である可能性があります。白斑が生じたということは、肌の色の元であるメラニン色素を作り出す色素細胞まで、その成分が届いたとも考えられます。色素細胞があるのは、表皮の一番底に当たる基底層という部分なのです。化粧品として定められた範囲を超えて、「効き過ぎてしまった」と言えるかもしれません。

さて話を元に戻して、ではどのようなスキンケア化粧品なら効果を期待できるのでしょ

うか。それはシンプルな保湿効果のあるものなのです。

レンガのように死んだ細胞が寄り集まっている皮膚の表面では、細胞の隙間に水分や油分があり、それが外部からの細菌や化学物質などの有害物質の侵入を防ぐバリアとなっています。もしこの水分が蒸発したりしてなくなってしまうと、レンガの隙間がスカスカ状態になってしまい、バリアが不完全なものになってしまいます。少しの刺激で赤くなったり腫れやすくなるわけです。また水分が減っていますから、見た目としてもうるおいやツヤのない肌になってしまいます。

これらを防ぐために保湿はとても重要です。

何も高価なスキンケア化粧品を使う必要はありません。シンプルな成分のスキンオイルで十分ですし、５００円以下の化粧品を使ってもいいでしょう。

「細胞への効果はない」と前で述べたコラーゲンやヒアルロン酸も、実は保湿には一定の効果があります。それには先に書いた通り、コラーゲンやヒアルロン酸の分子が大きいという理由があります。肌の表面につけることで、まるでガーゼの上をラップで覆うように、水分の蒸発を抑えて、肌の表面を保護する働きがあるのです。またヒアルロン酸は、水分を取り込む能力も大きいので、その点でも保湿効果が期待できます。

保湿によって肌の表面が保護されると、その下の肌の細胞は、外部からのダメージを受けにくくなり、傷ついた細胞は健康になるチャンスを得られるのです。細胞が健康になるのですから、老化防止につながります。

コラーゲンやヒアルロン酸は、肌に浸透して自分のコラーゲンやヒアルロン酸にプラスされて働くわけではなく、肌の表面にあって保湿に役立つものと覚えておいてください。

スキンケア化粧品で肌を若返らせることは不可能ですが、このような正しい知識に基づいた方法で、老化を食い止めることは可能です。肌の細胞は30代を過ぎたころから老化を始めますが、何歳からでも遅くはありません。現時点からの肌の老化をできるだけ遅らせることはできますから諦めないでください。

肌から水分を浸透させてしっとりさせるのは不可能

肌の表面から物質を入れることは難しいのですが、そんなことを話したらある女性から、このように言われました。

「洗顔後に化粧水を使うと、肌の奥のほうまで浸透するのを実感できます。ということは水分やそこに含まれる栄養分は、奥まで浸透しているのではないでしょうか」

皮膚の感覚はとても鋭敏ですから、ごく表面である角層にしか浸透していないのに、内側まで水分があると勘違いするのかもしれません。

しかし水分が浸透するのは、角層（＝ガーゼ部分）のレンガ状の細胞の隙間に少し入っていくだけです。その下にある表皮の生きた細胞組織（＝ハンカチ部分）は水分をはね返す性質を持っています。

なぜ洗顔後に化粧水がよく浸透するように感じるかというと、洗顔によって角層が部分的にはがれた状態になるからです。このガーゼがはがれた部分に水分が入り込むため、奥まで浸透しているように感じるのです。

また、この水分が浸透したからといって、いいことは何もありません。**表皮にうるおいをプラスすることはありませんし、この水分が蒸発する際に角層をはがしたり、めくれ上がった状態にしたりしてしまいます。水が蒸発する勢いで、デリケートな角層を破壊してしまうのです。**

壊れた角層はバリア機能が弱くなり、皮膚の中を守ることができなくなります。するとレンガの間にある水分や、さらにその奥にある水分も蒸発してしまうことになるのです。保湿のために化粧水を使ったのに、皮膚細胞の水分が減ってしまうのでは本末転倒です。「化粧水を使っているのに肌が乾燥してしまう」という方は、一度、化粧水の使用をやめてみることをお勧めします。

クレンジングや洗顔料は、肌のバリア機能を損なう

念入りにスキンケアをしている女性と比べて、無頓着な男性なのに肌が健康的で若々しい方もいます。遺伝や食習慣などの違いもあるかもしれません。しかし女性ホルモンの影響を受けるため、本来は男性より女性のほうが、肌の弾力性やハリを保ちやすいはずなのです。

しかし女性がスキンケアにいそしみながらも、望みどおりの美肌を手に入れている人が少ない原因――それが日々の化粧にあることは明らかです。

化粧品には鉱物や油分が含まれていて、その成分が肌にダメージを与えます。つけたま

ま就寝してしまうとさらに肌を損ねますから、当然洗い流す必要があります。しかし、ここで使用するクレンジング剤や洗顔料が肌にダメージを与えている可能性があります。

汗で落ちないように作られている化粧品には油分が入っていますから、水で洗っただけでは落ちません。食器の油汚れと同じく、油を落とすためには台所用洗剤と同じ成分が必要です。これが「界面活性剤」です。水と油の両方となじむことで、その間を取り持って、油を水で洗い流してくれるのです。

しっかりしたお化粧を落としてくれる洗顔料やクレンジング剤には、この界面活性剤が入っています。化粧品の油だけを落としてくれるのならいいのですが、肌の油分も水に溶かして落としてしまうことがあります。

レンガ状になっている角質。そのレンガとレンガを水分と油分がつないでいるとお話ししましたが、界面活性剤はその油分＝セラミドを落としてしまいます。そのせいで、レンガ状の構造がもろくなり肌へのダメージとなります。また隙間の油分が失われるため、水分が蒸発しやすくなり、肌の乾燥が進んでしまうことになります。

これを防ぐには、どのような洗顔を心掛ければいいのでしょうか。洗顔は男性もしますから、女性だけでの問題ではありません。

その答えは、できるだけ界面活性剤の少ない洗顔料やクレンジング剤を選ぶということです。ただし厄介なことに、商品の成分表示には「界面活性剤」と書いていないことがほとんどです。界面活性剤の表記としては以下のようなものが挙げられます。PEG（ポリエチレングリコール）、PG（プロピレングリコール）、TEA（トリエタノールアミン）、BHT（ジブチルヒドロキシトルエン）……。この他にもまだたくさんあるので、覚え切るのは難しいですね。

クレンジング剤では、クリームタイプやミルクタイプのもの、洗顔料では石けんタイプのものが一般に界面活性剤の含有量が少なくなります。オイルタイプのクレンジング剤は、界面活性剤の量が多めですので注意が必要です。

いずれにしても、ゴシゴシとこすって化粧を落とすのではなく、泡立てた洗顔料で肌をやさしくなでるようにして、その後水で3〜5回程度さっと洗って化粧を落とすようにしましょう。男性の洗顔も同様です。1〜2分の洗顔で十分です。

保湿剤にも界面活性剤を含むものが多くあります。つけても保湿に効果がなかったり、肌が荒れてしまう場合はその製品の使用はやめたほうがいいでしょう。

放っておいて消えるシミもある

肌の老化の象徴でもあるシミですが、いくつかの種類に分けられます。その中には、放っておいても消えてくれるシミもあるのです。

先に述べた「老人性色素斑」は、男女を問わず多くの中高年の方を悩ませている代表的なシミです。頬骨の辺りの肌が薄い部分にできやすく、だんだんと色が濃くなったり、大きくなっていくこともめずらしくありません。

原因は紫外線と老化ですから、放っておいても消えることはなく、むしろ濃くなったり大きくなったりするケースが多いのです。細胞の状態がより不健康になると、いわゆるイボ＝「脂《し》漏《ろう》性《せい》角《かく》化《か》症《しょう》」になる場合もあります。

予防するためには、保湿と紫外線対策をして細胞の老化を食い止めることが有効です。取り除くには、皮膚科などで行っているレーザーや薬剤による治療が必要です。化粧品によって消すことはできません。

レーザーなどで治療をすればシミは消えますが、そのとき肌の細胞の一部分は破壊され、バリア機能は失われてしまいます。紫外線に非常に弱い状態になるので、肌が再生するまで、紫外線を避けることが不可欠です。また、破壊された色素細胞が元に戻らず、その部分だけが白抜きしたように白いシミとなって残ってしまう危険性もあります。

皮膚科などでのシミ取りは安易に行わず、まず保湿と紫外線対策でシミの予防を心掛けるべきでしょう。

放っておいても消えてくれるシミには、「色素斑」があります。「スキンケア化粧品でシミが消えた！」という方がいますが、それはもともと自然に治ってしまう種類のシミだったと言えます。もしスキンケア化粧品を使わなかったとしても、消えていたはずです。

色素斑は肌の外部からの刺激によって起こります。皮膚をかいたり、時計やアクセサリーなど身につけたものからの物理的な刺激が影響して、肌の色が濃くなるのです。ですからその刺激がなくなり、細胞が元の状態になれば、自然に消えていきます。

急な日焼けや、ニキビの痕や毛穴の黒ずみ、虫刺されの痕などが茶色く残ってしまったシミは「炎症性色素沈着」と言います。これもほとんどの場合は、自然と薄くなって消えていきます。

中高年の女性を悩ませる「肝斑《かんぱん》」もシミの一種です。頬や額などにでき、そのシミの形が肝臓に似ているためにその名がついたと言われますが、肝臓の機能や病気には関係ありません。女性ホルモンのバランスの乱れや紫外線、ストレスなどによる、メフニン色素の沈着が原因と考えられています。

この肝斑には飲み薬が有効で、市販されている薬もあります。ただし従来通りのレーザー治療を行うと悪化して濃くなってしまう場合があります。「老人性色素斑だと思ってレーザー治療をしてもらったら、肝斑だったのでよりひどくなってしまった」ということもあり得るわけです。なかなか見分けがつかないことも多いので、専門の皮膚科医の受診をお勧めします。

化粧品に医薬品のような効果は期待できない

「いま使っている化粧水はちょっと皮膚がヒリヒリします。だけど、それは効果があるからですよね。そう思って、我慢して使っていますが、いいのでしょうか？」

こんなことを患者さんから、よく聞かれます。

スキンケア化粧品は防寒、防暑のために着る服のようなものです。ですから、自分に向いているとか、自分の好みに合う、使っていて心地よいということを基準に選ぶべきだと私は考えています。その化粧品が高価で素晴らしい効能がうたわれていても、肌にヒリヒリするなどの違和感を覚えるのなら、その人の肌に向いていないと言えます。

薬品でしたら、「良薬は口に苦し」のように、肌に強い違和感を覚えたとしても、効果、効能があるものもあります。

しかし、化粧品の場合、薬品のような効果、効能は期待できないものなのです。

逆に言うと、厚生労働省が医薬品のような効果の宣伝を禁止したものが化粧品です。

「薬用化粧品」と呼ばれるものもありますが、これは「医薬部外品」のことです。医薬部外品は厚生労働省が一定の審査基準に従って、薬事法によって認定します。肌荒れやニキビ防止、美白、殺菌など、効果、効能が認められた製品のことです。医薬部外品の場合は、効果、効能が認定されている一方で、ある程度の副作用も許されています。

逆に、一般的な化粧品は効果、効能は認められていないのですが、副作用はないものとされているのです。

私は皮膚細胞の培養に関する許認可で厚生労働省とやりとりをしましたが、一番、強く感じたのは、厚生労働省は副作用などで薬害、医療事故が起こることをひどく恐れているということです。

薬害や医療事故が起こったとき、薬のメーカーや医療機関だけではなく、許認可した厚生労働省も責任が問われます。そのため、治療法にしても、医薬品、医薬部外品にしても、効果、効能ではなく、いかに副作用を抑え込んでいるかを優先的に見ているのです。

化粧品も副作用を厳しくチェックされ、国内で流通、製造するには、薬事法に基づく化粧品製造販売業許可や化粧品製造業許可を取得する必要があります。

また、薬事法で定められた事項を容器か被包に表示しなくてはなりませんし、厳しい広告基準があり、医薬品や医薬部外品を思わせるような表現は許されません。

そういう予防線がたくさんあるのですが、万が一、副作用があれば許認可の責任が問われるため、厚生労働省は神経質になっているのです。

しかし、副作用がまったくないものに、それほどの効果、効能は期待できません。

例えば、市販の風邪薬は医薬品ですが、成分の塩化リゾチームなどの副作用でスティーブンスジョンソン症候群やライエル症候群など重度の症状で、皮膚が壊死することが疑われています。実際、新生児をはじめ年間で数名は命を落としているとされます。

逆にそういう副作用があるから、医薬品として働くとも言えます。

つまり、医薬品には副作用がつきものですから、副作用の心配をなくすためには、効果、効能がゼロになるほど薄めなければなりません。

効果、効能は「医薬品＞医薬部外品＞化粧品」と言えます。逆に、副作用も「医薬品＞医薬部外品＞化粧品」であり、化粧品はゼロであることが求められているのです。

すると、効果、効能も化粧品はほぼゼロと考えられるわけです。

それなら、スキンケア化粧品はどのようなものと考えればいいのでしょうか？

それは、自分が本来持つ力をサポートするものだと言えます。

日焼け止め化粧品には紫外線をカットして、肌の白さを保つという機能はあります。保湿化粧品には肌の湿度を保つ働きがあります。肌の老化を防止するスキンケアで、私が必要だと考えているのはこの2点だけです。見た目の老化防止に有効なスキンケア化粧品は、この二つの機能だけとも言い換えることができます。二つとも、強い効果で肌の状態を改善するというよりは、自分の本来の状態を「保つ」化粧品だと言えます。皮膚の細胞の健康を保つために、女性も男性も、この2点を心掛けてください。

第2章　間違いだらけ！　世の中の老化防止法

論文や学会発表があっても、当てにならない

世の中に健康に関する情報があふれていますが、科学的に正しいものばかり、というわけではないのは皆さんもご存じの通りです。

テレビでは2007年、「納豆のダイエット効果」を取り上げた番組で、根拠とされたデータそのものが捏造されたものだったという騒動がありました。

また新聞では2012年、読売新聞がスクープとして大々的に報じた、「iPS細胞で作った心筋を心不全の患者6人に移植したとする記事」が、まったくの誤報でした。iPS細胞への関心が高まるなかでの誤報事件でしたので、皆さんも強く印象に残っているのではないでしょうか。

当てにならないのは報道ばかりではありません。医師がデータを捏造していた、という事件も明らかになっています。京都府立医科大学の教授が、血圧降下剤バルサルタン（商品名ディオバン）の臨床報告に関する論文について、データを捏造していたとして解雇相当の処分を受けています。この薬については他の大学などの研究者の論文にも問題があっ

たことが次々と発覚し、論文の撤回などの事態に至っています。医師が書いた論文の信憑性を揺るがす出来事でした。

このようにデータの改竄が明らかにならなくても、科学的に疑問符がつく論文や学会発表は、実はたくさんあるのです。**報道や宣伝などに、「論文で証明された」とか「学会発表で注目」などとあると、すべてが正しいように思われるかもしれませんが、医師の立場から申し上げると、そんなことはありません。玉石混淆というのが実際です。**

論文の場合、学術雑誌に発表される際には「査読」という過程を経なければいけません。その論文が科学的に正しいか、専門家による審査を行うわけです。この厳しさや水準は、雑誌ごとに異なりますので、『ネイチャー』や『セル』『サイエンス』など、より権威のある雑誌に発表された論文であれば、相当の査読を経て掲載されていますので、科学的にも価値が高いと言えます。

また、掲載後にその論文が、どれだけ他の論文に引用されたか、ということも意味のある指標となります。引用されるということは、その分野で影響の大きい研究論文であり、他の研究者の評価も高い論文ということになります。

その一方で、影響力のある学術雑誌に掲載されたわけではない研究でも、あたかも科学

的に正しいものであるかのように、商品の宣伝や説明に使われているケースが多々あるのです。

一般の方が、その研究や論文が、どのようなレベルのものなのか、見分けるのは難しいでしょう。ただし、報道されたからといって健康に関する情報を直ちに信用することはしない、という態度は取ることができるはずです。

この章では、そういった世の中に広がっている健康についての情報について、どの程度正しいのか、正しくないのか、述べていきたいと思います。

糖質制限ダイエットは危ない面もある

「低炭水化物ダイエット」や、「糖質制限ダイエット」が注目されています。

ご飯やパンなどの炭水化物は食べてはいけないのですが、代わりに肉などはいくら食べてもOK。すると体重がみるみる落ちていく、というダイエット方法です。血糖値も上がりにくく、糖尿病予防にも効果があるとされています。

しかし、これはお勧めできるダイエット方法とは言えません。

炭水化物は三大栄養素の一つで細胞の活動に不可欠なものです。炭水化物が不足すると、炭水化物から作られるブドウ糖が不足します。すると、細胞はエネルギー不足に陥るわけですが、最も影響を受けるのが脳細胞です。

脳細胞のエネルギー源はブドウ糖だけですので、脳が栄養不足になって、ぼーっとしたり、集中力が続かなくなったりする危険性があります。

これだけでも、極端な低炭水化物ダイエット、糖質制限ダイエットはあまりお勧めできません。

また炭水化物というエネルギー源を摂らないと、ブドウ糖生成というエネルギー生産は肝臓で行われることになり、肝臓を酷使してしまうことになります。**そして、肝機能が低下すると、全身に栄養分が行き渡らなくなり、体内の老廃物や毒素が排泄されず、蓄積されます。結果、老化を促すことにもなってしまうのです。**

さらに、体内でブドウ糖が不足すると、基本的に脂肪細胞の脂肪が分解されてエネルギーを補給することになりますが、脂肪細胞だけでなく、同時に筋肉細胞も分解されることになるのです。筋肉量が多ければ多いほど基礎代謝（何もせずじっとしていても、生きて

【図3】体の中での栄養の流れ

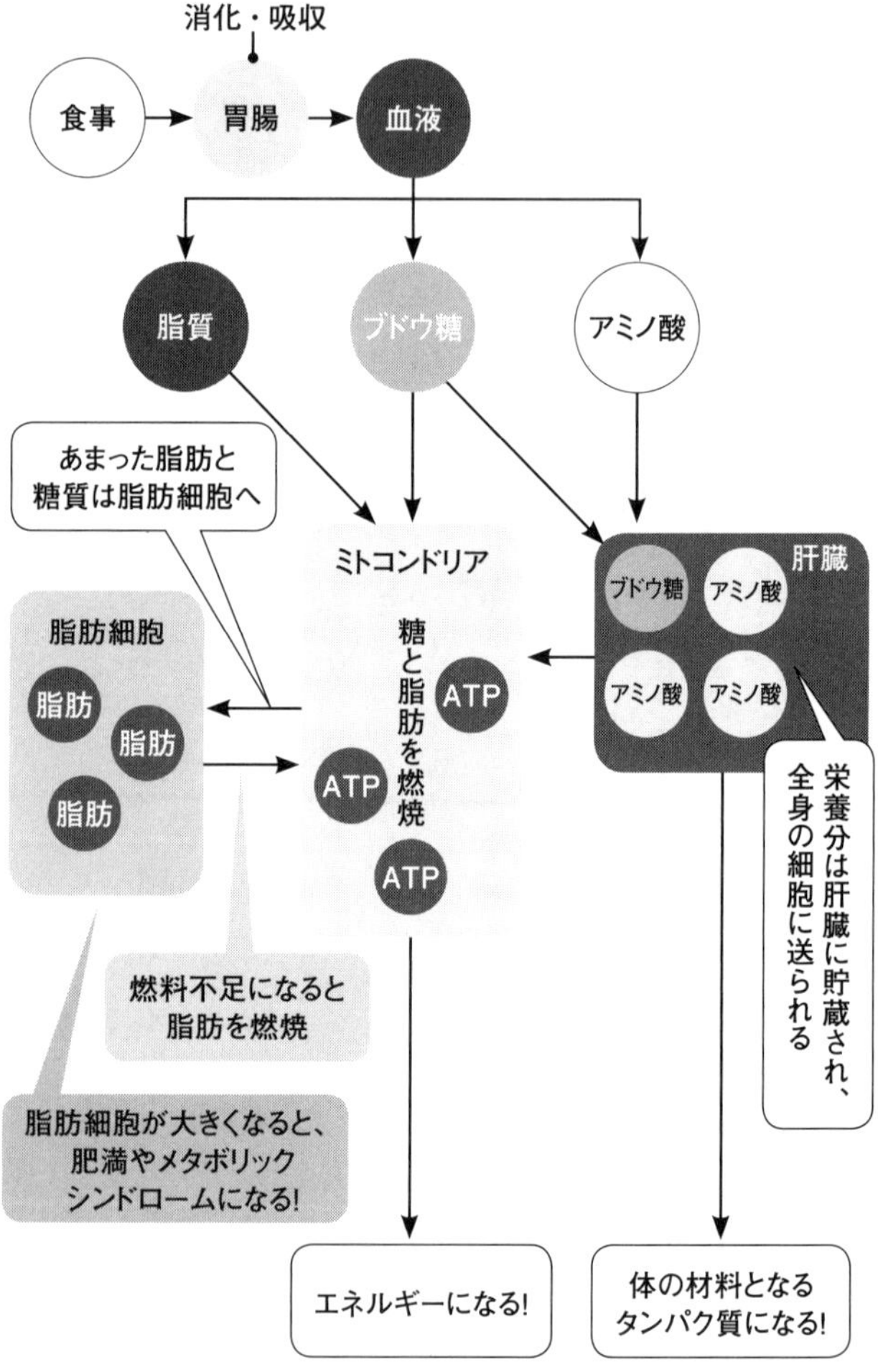
消化・吸収
食事
胃腸
血液
脂質
ブドウ糖
アミノ酸
あまった脂肪と
糖質は脂肪細胞へ
ミトコンドリア
糖と脂肪を燃焼
ATP
ATP
ATP
肝臓
ブドウ糖
アミノ酸
アミノ酸
アミノ酸
栄養分は肝臓に貯蔵され、
全身の細胞に送られる
脂肪細胞
脂肪
脂肪
脂肪
燃料不足になると
脂肪を燃焼
脂肪細胞が大きくなると、
肥満やメタボリック
シンドロームになる!
エネルギーになる!
体の材料となる
タンパク質になる!

いくために必要なエネルギーのこと）は大きくなりますが、筋肉細胞が分解されて筋肉量が減ると、基礎代謝も減るため、**極端な低炭水化物ダイエット、糖質制限ダイエットを続ければ続けるほど、基礎代謝が落ちていく悪循環に陥るのです。**

２０１２年夏、ハーバード大学などのグループが医学誌『ブリティッシュ・メディカル・ジャーナル』に、炭水化物を制限する食事を長い間続けると、心筋梗塞や脳卒中になる危険性が高まるという研究結果を発表しています。この研究では、１９９１年から１９９２年にスウェーデンの30歳から49歳の女性、４万３３９６人の食生活を調査。さらに、その後平均で約16年間、心筋梗塞や脳卒中などの発症を追跡調査しています。

そこで、１２７０例の発症例を炭水化物とタンパク質の摂取量で10段階に分けて分析したところ、炭水化物が１段階下がり、タンパク質の摂取量が１段階、増えるごとに発症のリスクが４％ずつ増加したそうなのです。

炭水化物の摂取を抑えると、その分、タンパク質の摂取量が増えますので、極端な低炭水化物ダイエット、糖質制限ダイエットをすればするほどリスクが高まるわけです。

もともと糖質制限ダイエットは糖尿病の予防、病状の進行を抑えるために考案されたようですが、糖質、炭水化物の摂取をしなければ、ほかの食物はいくら食べてもいいとの誤解もあるようです。

しかし、「おなかいっぱい食べて、楽々痩せる」なんて方法はあり得ません。

日本糖尿病学会も2013年3月、糖質制限をしてはいけないタイプの糖尿病の患者さんもいるため、「総エネルギー摂取量を制限せずに、炭水化物のみを極端に制限して減量しようとする」食事制限は勧められないとしています。

カロリーゼロの食品でも肥満する

ダイエットのために、カロリーゼロの清涼飲料水、食品を愛用されている方も多いと思います。しかし、最近になって、人間の身体はカロリーの有る無しにかかわらず、脂肪を蓄えるようにできていることがわかってきました。

カロリーゼロの食品、飲み物の甘みは、人工甘味料によるものです。人工甘味料には、「ソルビトールやマルチトールなどの糖アルコール」「ステビアという非糖質系天然甘味料」「サッカリン、アスパルテームほかの非糖質系合成甘味料」があります。

これらの人工甘味料は砂糖に比べてステビアは約200倍、サッカリンは約300〜400倍の甘みが感じられますが、カロリーは100分の1程度なので、ほとんどゼロです。しかし動物実験では2008年にパデュー大学の研究者が、ラットはサッカリンを摂取した場合、砂糖を摂取するよりも食べ過ぎるため、体重が増加したことを報告。人間でも、2009年にテキサス大学のジェニファー・ネットルトン博士が大規模疫学調査で、毎日ダイエットソーダを飲んでいる人は飲んでいない人に比べて、メタボリック症候群や2型糖尿病の発症する可能性が高いことを報告しています。

2012年のボストン大学のバーバラ・コーキー博士の動物実験研究によると、アスパルテーム、サッカリン、スクラロースなどの人工甘味料を摂った後、インスリンの分泌が上昇したそうです。

この研究は、どういうことを意味するのでしょうか？

人工甘味料を摂っても実際には血糖値は上がりませんが、インスリンが分泌されると、血糖値が下がってしまいます。低血糖のままでは生命が維持できませんから、脳は身体に空腹という危険信号を送ります。

ですから、人工甘味料を摂り続けると、食欲が増進され続けてしまい、必要以上の食物

を食べてしまうことになります。

さらに、膵臓は人工甘味料を摂取し続けると、オオカミ少年の話のように嘘に慣らされてしまい、本物の砂糖などの糖類を摂っても、インスリンを分泌しなくなります。

するとこんどは、血糖値が上がったままになり、余分な糖類は中性脂肪として脂肪細胞にたまっていくことになります。

人間でも同じことが起こるのか、科学的にはまだ証明されていません。

しかし、例えばアスパルテームは記憶喪失、混乱、知能低下、視力障害などの副作用の報告もあり、アスパルテームと脳腫瘍、リンパ腫、白血病など、サッカリンと膀胱がんなどの関係も疑われています。

個人的には、カロリーゼロに惑わされず、人工甘味料は控えたほうがいいと思います。

ビタミンの摂り過ぎは逆効果になる

細胞を活性化するには、ビタミンを摂取することは大切なことです。

【図4】ビタミンの欠乏症と過剰症

	ビタミン	多く含む食品	欠乏症	過剰症
親油性ビタミン	ビタミンA	レバー、乳製品、魚、緑黄色野菜	夜盲症、皮膚乾燥症	奇形の発生など（胎児）
	ビタミンD	魚肉、乳製品、キノコ類	クル病、骨軟化症	高カルシウム血症
	ビタミンE	植物油、ナッツ類	通常はない	ときに下痢
	ビタミンK	納豆、チーズ、卵製品、鶏肉	出血傾向（新生児･高齢者）	—
親水性ビタミン	ビタミンB1	豚肉、大豆、そば粉	脚気（心臓や神経の障害）、ウェルニッケ脳症	—
	ビタミンB2	レバー、脱脂粉乳、塩さば、納豆	成長障害、皮膚･舌･唇の炎症	—
	ナイアシン	肉、魚	ペラグラ（皮膚病をはじめとした全身性疾患）	皮膚発赤反応
	ビタミンB6	ニンニク、マグロ、鶏肉、海苔、レバー	けいれん、皮膚･唇･口腔に炎症	神経の異常（運動、知覚障害）
	葉酸	豆類、野菜類、わかめ、レバー、柑橘類	巨赤芽球性貧血、神経の奇形（胎児）	—
	ビタミンB12	レバー、青魚、貝類、卵、乳製品	巨赤芽球性貧血、神経障害、動脈硬化	—
	ビオチン	肉類、大豆、穀類、卵黄	ヒトでは欠乏症はない	—
	パントテン酸	レバー、酵母、鶏卵	通常はない	—
	ビタミンC	緑黄色野菜、果物、イモ類	壊血病、尿道結石	—

ただ、ビタミンは足りないと欠乏症になりますが、過ぎたるは及ばざるがごとし──。過剰に摂取すると、過剰症になります。

ビタミンの種類と多く含む食品、欠乏症、過剰症は前ページの表にまとめましたが、例えばビタミンCが不足すると、尿道結石、壊血病になるリスクが高まります。

また、ビタミンB12は不足すると、巨赤芽球性貧血、神経障害、動脈硬化になりますが、多めに摂っても過剰症にはなりません。

ビタミンB12は悪性貧血や動脈硬化の予防、腰痛や肩凝りの緩和、精神安定、集中力や記憶力の向上、不眠症の緩和などの効果が知られています。とくに精神安定、造血に不可欠な栄養素と言えます。またビタミンB12は葉酸と協働して赤血球を生成します。赤血球のDNAの合成には葉酸が働きますが、ビタミンB12が葉酸の働きを助けて、正確な造血を維持させているのです。

そのため、ビタミンB12、葉酸のいずれかが欠けると悪性貧血の一つ、巨赤芽球性貧血や、赤血球の減少を引き起こします。

また、ビタミンB6と葉酸は肝臓の働きを助ける機能があります。

さらに、ビタミンB12、ビタミンB6、葉酸は血液中に含まれるアミノ酸の一つ、ホモシステインの抑制に補酵素として働いています。そのため、この三つが不足すると、ホモシステインが増加し、動脈硬化を招くこともあります。

ちなみに、レバーやホウレンソウなどを普段の食事で食べ、B6、B12、葉酸などビタミンB群を多く摂取する人は、さほど摂取しない人に比べ、心筋梗塞になるリスクが37〜48％低くなるとの疫学調査結果を厚生労働省の研究班が報告しています。

また、農林水産省ではビタミンAの過剰摂取に注意を促しています。

ビタミンAには目や粘膜を正常に保つなどの働きがあり、不足すると夜盲症などの症状が出るので、身体に必要なものです。しかし、サプリメントなどで摂り過ぎた結果として次のような報告例があったため、農林水産省は注意を喚起したのです。

○急性の中毒症状

腹痛、悪心、おう吐、めまいなどが出現した後に全身の皮膚が薄くはがれる。

○慢性の中毒症状

全身の関節や骨の痛み、皮膚乾燥、脱毛、食欲不振、体重減少、頭痛、奇形を起こす可能性（胎児に悪い影響が出る恐れ）、骨密度の減少、骨粗鬆症など。

厚生労働省によると、日本人の食事で不足しているのは、カルシウムだけです。

神経質になって、ビタミンのサプリメントを摂る必要はないと言えます。

適度な飢えは老化を抑える

「腹八分に医者いらず」と日本では昔から言われてきましたが、英語にも「Light suppers make long life.（軽めの夕食は長寿の源）」ということわざがあります。経験則的にも腹八分目のほうが身体が快調という人が多いでしょう。

「腹八分に医者いらず」は江戸時代の本草学者、貝原益軒が『養生訓』の中で述べた言葉とされますが、食事は腹八分目にしたほうがいいことは、現代の医学的にも理にかなっていると言えます。

最近は必要以上にカロリーを摂ると、メタボリックシンドロームになって、動脈硬化や高血圧、糖尿病などの生活習慣病になりやすいという情報が普及しましたが、カロリーを制限したほうが長生きできるという研究は１９８０年代から行われています。

例えば、１９９０年に発表された東海大学医学部の橋本一男教授らの研究によると、食べ放題のグループのマウスの平均寿命が74週だったのに、食事量を80％に制限したマウスの平均寿命は122週。1・6倍も寿命が延びたと報告されています。

カロリー制限で寿命が延びるのかどうか、人体実験では明らかになっていませんが、1990年代にアメリカで巨大な密閉空間の中の人工生態系での生活実験で興味深い研究結果があります。この研究の目的は人類が宇宙空間に移住する場合、閉鎖された狭い生態系で生存できるか検証することにあり、砂漠の中の「バイオスフィア2」というガラス張りの巨大なドーム内に熱帯雨林や海、サバンナなどの環境を作り、動植物によるさまざまな生態系を再現。8人の研究者が2年間、生活するというものでした。

「バイオスフィア2」自体は失敗に終わりました。思うような食料の収穫がなく、研究者たちは予定の4分の3程度、1日1800キロカロリーの食事しか摂ることができませんでした。その結果、8人全員の体重は減少。そして、血糖値やコレステロール値、血圧などの生活習慣病に関わる数値が正常値になっていたというのです。

通常の生活をしている人にとって1日に必要なカロリーは、体格や年齢によって上下しますが男性で約2500キロカロリー、女性で2000キロカロリーですから、1800キロカロリーは男性で腹七分目、女性で腹九分目と言えるかもしれません。このくらいの食生活を心掛ければ老化や生活習慣病の予防に効果があると言えるでしょう。

洋ナシ型（下半身太り）より、リンゴ型が恐ろしい

細胞の分裂、増殖にはエネルギーとタンパク質が必要になります。年齢が若いときのほうが、細胞は活発に分裂、増殖していますので、エネルギーをたくさん使います。血を作る造血細胞にしても、骨を作る骨細胞にしても、コラーゲンを作る皮膚細胞にしても、若いときのほうが活発に細胞は働きます。

また、筋肉細胞が多いと基礎代謝が大きくなりますが、加齢に従って筋肉細胞の働きも下がるので、基礎代謝も落ちていきます。

つまり、加齢するに従って、細胞分裂、増殖が減り、筋肉量が少なくなるため、必要なエネルギーは少なくなっていくわけです。

私たちは食事から摂る炭水化物（糖質＝ブドウ糖）、タンパク質（アミノ酸）、脂質からエネルギーを作り、身体を作っています。年齢を重ねることで必要なエネルギーが減って

いく分、カロリーの摂取を制限しないと、余分な糖質や脂肪は中性脂肪として脂肪細胞にため込まれていくことになります。

メタボリックシンドロームは若い頃と同じようにカロリーを摂取していると消費カロリーが少なくなるため、余分なエネルギーが脂肪として脂肪細胞に蓄えられることで起こるのです。

余分な摂取カロリーのほとんどは、炭水化物です。

それでは、なぜ炭水化物が脂肪細胞の中性脂肪を増やすことになるのでしょうか？

炭水化物は胃や腸で消化されると、ブドウ糖（グルコース）として体内に取り込まれます。そして、血液に運ばれて全身の細胞へと運ばれます

この血液中のブドウ糖の濃度が血糖値なのですが、前述のように糖はタンパク質の糖化を招きますので、血糖値が上昇することは人体にとって良いことではありません。そこで、膵臓から血糖値を下げるインスリンというホルモンが分泌されて、調整されます。つまり、インスリンが全身の細胞に届けるブドウ糖の量を制御しているのです。

そこで余ったブドウ糖は、まず肝臓でグリコーゲンとして備蓄されますが、そのほかの多くは、再びブドウ糖が必要となる〝いざというとき〟のために、ブドウ糖を中性脂肪に

変えて、全身にある脂肪細胞に蓄えていくのです。

従来、脂肪細胞の機能は余分になった脂肪や糖質から合成された中性脂肪を蓄えるための貯蔵庫のようなものだと考えられてきました。

肥満は脂肪細胞が大量の中性脂肪を蓄えることが原因で起こりますが、肥満研究が進むにつれて、脂肪細胞が肥大するとさまざまな「生理活性物質（サイトカイン）」を分泌して、高血圧や糖尿病、動脈硬化症を発症させることがわかってきました。いまでは、脂肪細胞は体内の最大の内分泌器官といわれるほどです。

ただ、脂肪細胞には2種類あります。「皮膚の下に貯まる皮下脂肪細胞」と、「おなかの周りの腹筋と内臓の間にたまる内臓脂肪細胞」ですが、同じ脂肪細胞でも違う働きがあります。

皮下脂肪細胞は、細胞の数が増えて中性脂肪をため込みます。

一方、内臓脂肪細胞は数はあまり増えない代わりに中性脂肪を多くため込めやすく、生理活性物質を分泌しやすくなるのです。

肥満の仕方によって内臓脂肪型、皮下脂肪型というタイプに分けられますが、内臓脂肪型は中性脂肪を多くため込んでいるため、高血圧、糖尿病、動脈硬化疾患を起こしやすいわけです。**メタボリックシンドロームとは、この内臓脂肪型の肥満のことですが、メタボの恐ろしいところは脂肪細胞が脂肪をため込んでいくと、このような病気の原因になる物質を分泌してしまうからなのです。**

外見からみると、皮下脂肪型の肥満は、下半身が太る「洋ナシ型」となることが多く、内臓脂肪型の肥満は、上半身から腹部にかけて太る「リンゴ型」となります。洋ナシ型は女性に多く、リンゴ型は男性に多いという特徴があります。またリンゴ型では、おなかだけが太って身体全体の体重はそれほど増えないため、体重からは肥満と診断されない場合も多くなるので、「隠れ肥満」と呼ばれることもあります。

そこでウエストのサイズがそれを見分ける指標になっているのですが、腹囲が女性90㎝、男性85㎝以上だと、メタボリックシンドロームが疑われます。

診断基準は腹囲に加えて、以下の３項目のうち二つ以上が当てはまることです。

①中性脂肪が１５０以上　またはＨＤＬ（善玉コレステロール）40未満
②血圧が収縮期１３０以上　または拡張期85以上
③空腹時の血糖値１１０以上

生理活性物質は老化を著しく進めるばかりか、生活習慣病を発症させてしまいます。気になる方は、診断を受けて、医師の生活指導を受けるべきです。

食事制限だけでは計算上絶対やせられない

メタボリックシンドロームは身体の糖化、酸化を促して、老化を急激に進めるばかりか、生活習慣病の原因になります。メタボの原因になるのは、加齢に従って身体の消費カロリーは減っていくのに、食物から過剰にカロリーを摂ってしまうことです。それでは私たちに必要な一日の摂取カロリーはどのくらなのでしょうか?

一般成人に必要な一日の摂取カロリーは、だいたい1800キロカロリーから2500キロカロリーといわれます。ただ、この数字はあくまでも一般論で、性別はもちろん、体格によって違います。また、年齢を重ねるほど代謝は悪くなるため、基礎代謝量は減っていきますから、年齢によっても減少していきます。

基本的にこの必要な摂取カロリーより、実際の摂取カロリーが多ければその分が脂肪細胞に中性脂肪として蓄えられて太り、少なければ脂肪細胞が燃焼されてダイエットできるわけです。

摂取カロリーが消費カロリーよりも７００キロカロリー上回ると、１００gの中性脂肪が増えるといわれます。つまり、７０００キロカロリー余計に摂ると、中性脂肪が１kg増えることになります。

逆に、単純計算ですが、１kg体重を落とすには摂取カロリーを７０００キロカロリー分抑えるか、７０００キロカロリー分を運動などによって消費する必要があります。

１食が約７００キロカロリーくらいですから、10食分絶食して、やっと１kgの計算になります。基礎代謝もありますから、約３日間絶食すればさらに痩せますが、食事制限だけで減量をすることは、かなり難しいことと言えます。

一方、７０００キロカロリーを消費するためにはどの程度の運動が必要になるでしょうか？　例えば、ウォーキングの消費カロリーは１時間程度歩いて約２００キロカロリーです。**つまり、単純計算で35時間歩いて、やっと１kg痩せられるわけです。**

ダイエットにはエアロビクス、ジョギング、水泳などの有酸素運動が有効といわれますが、ウォーキングもその一つです。有酸素運動を行うと、最初は酸素と血中の糖分、中性脂肪がエネルギー源になりますが、運動を始めて数十分で血中の糖分、中性脂肪が足りなくなってきて、脂肪細胞の中の中性脂肪も分解されるようになっていくため、ダイエット効果が期待できるのです。特に内臓脂肪型の肥満解消に有効です。

ただ、筋力トレーニングなどの無酸素運動もダイエットに効果がないわけではありません。無酸素運動では主に筋肉の中にある糖（グリコーゲン）を使うため中性脂肪を消費しませんが、筋肉量を増やすことができます。

筋肉量が増えることで、結果として血液の流れが潤滑になり、酸素の供給量などが向上して、エネルギー消費が多くなるため、基礎代謝が増えるのです。例えば、寝ているときなども、より多くのエネルギーが必要になり、肥りにくい体質になることができるからです。筋肉質のスポーツマンがカロリーオーバーの食事をしても肥りにくいのは、このためです。

ウォーキングだけでは老化防止にならない

筋肉細胞は破壊されることで、大きくなります。無酸素運動で激しい運動をすると、筋肉痛になりますが、この痛みは筋肉細胞がミクロレベルで損傷するためです。損傷から修復する際に、筋肉組織はより強くなるのです。

このことを「超回復」と呼びますが、そのサイクルは24～48時間。つまり、無酸素運動による筋肉トレーニングを２～３日に一回行うことで、効果を上げることができるわけです。

基本的に筋肉だけが１kg増えると、基礎代謝が13キロカロリー増えるとされます。また、筋肉が多い人は肝臓や腎臓、心臓などの内臓の代謝が活発な組織も大きい傾向があります。研究報告によって大きな差があるものの、筋肉や内臓、神経、骨などすべてを含む「除脂肪量」（体脂肪以外の量）では１kg増えると基礎代謝は50キロカロリーほど増えるともいわれています。

逆に、加齢すると筋肉が細くなり減っていきますので、「除脂肪量」も減っていくわけです。**老化防止のためには、有酸素運動だけでなく、体幹トレーニングを中心にした無酸素運動での適度な筋肉トレーニングも取り入れたほうがいいでしょう。**

ちなみに、有酸素運動の心拍数は平常時の１割増しで「ハアハア」と息が弾む程度、無酸素運動の心拍数は３割増しで「ゼイゼイ」と息が切れるくらいだといわれます。有酸素運動でも負荷を増やしていくと、無酸素運動になります。ジョギングや水泳で、ときどきダッシュをして心拍数を上げれば、無酸素運動になりますので、有酸素運動の合い間に、きつくなるまでダッシュしてみるのも効果が期待できます。

スポーツは身体に悪い？

物事には、何事にも両面があります。

多くの人はスポーツをすることは身体にいいことだと考えているでしょう。健康増進のためにジョギングをする人は多いと思いますが、軽いジョギングは、前項で述べたように間違いなく身体にいいことです。しかし、走ることにはまって、フルマラソンに挑戦するとなると、身体に悪影響を及ぼすことになります。

軽度の運動は骨格の維持、骨粗鬆症の防止などのためにもなりますので、人間にとって必要なことです。運動によってカロリーは消費されるため、過剰なカロリー摂取を控えるのと同じ効果があります。先に述べたようにカロリーの消費はそれぞれの人の基礎代謝に基づきますが、軽度の運動によるカロリー消費は、高血圧や糖尿病などに予防効果があることは定説になっています。

血流も良くなりますし、リラックス効果もあります。

身体を動かすことで、基礎代謝も上がります。ややきつい無酸素運動によって、筋肉細胞のミトコンドリアの分裂、増殖を促すことにもなります。

適度な運動は汗とともに老廃物を体外に排出させて、表皮細胞が生まれ変わるサイクルを適正化して、シミができても消えやすくなります。骨や筋肉を鍛えることで成長を促し、老化に伴う運動機能の低下を防ぐこともできます。また、血流も良くなり、中性脂肪を燃焼させることで生活習慣病を改善、動脈硬化も防ぐことができるため、心筋梗塞や脳梗塞の予防につながります。さらに、皮膚の免疫機能を正常化させる効果も期待できます。

しかし、過度な運動は、人体にもともと有害な酸素を過度に取り入れてしまうことになるのです。その結果、フリーラジカルを大量に生み出して、逆効果になります。

さらに、テニスやゴルフ、ジョギングなどアウトドアスポーツの場合、紫外線を長時間、浴びます。とくに紫外線が強くなる春先から初夏にかけては、リスクは高まります。

私に言わせれば、フルマラソン挑戦なんて、肌にとって百害あって一利なしです。

限界まで身体を動かすことでフリーラジカルを大量に作り、紫外線を浴びまくることになる。複合的に皮膚細胞を破壊させているわけですから、精神的な満足感は得られるでしょうが、健康と美容にはプラスにはなりません。運動ならどれもが身体にいいということは、誤った認識と言えます。

必須アミノ酸をサプリメントで摂る必要はない

コラーゲン、ヒアルロン酸など、人間の身体を作るタンパク質は、いくつものアミノ酸が集まって作られます。つまり、人間のあらゆる臓器はほぼすべてアミノ酸からできているとも言えるのです。

タンパク質は人間にとって必須栄養素なのですが、食事で摂ったタンパク質は胃や腸でさまざまなアミノ酸に分解されて消化され、体内へ吸収されていきます。そして、人間の身体を作っているアミノ酸は20種類しかありません。

人間の身体にはさまざまな細胞がありますが、すべてが20種類のアミノ酸の組み合わせからできています。内臓や脳、骨、皮膚、神経……、人間の身体はさまざまなパーツででき ていますが、すべての基本は20種類のアミノ酸なのです。

そして、20種類の中でも、必須となるアミノ酸があります。

必須アミノ酸は９種類。リジン、フェニルアラニン、ロイシン、イソロイシン、バリン、メチオニン、スレオニン（トレオニン）、トリプトファン、ヒスチジンという９種類のアミノ酸です。この中でヒスチジン以外の８種類のアミノ酸は体内で合成することはできません。私たちの身体を作るタンパク質のもとになるこの８種類のアミノ酸は、食物で摂取するしかないのです。

また、このうちの一つでも欠けると、身体に異常を来すこともあります。

もう一つのアミノ酸、ヒスチジンにしても体内で合成することができますが、急激に身体ができあがる成長期には足りなくなりがちです。

人間の身体は常に新陳代謝を繰り返し、全身で無数の細胞が死を迎え、新しく誕生していきます。その材料となるのがアミノ酸であり、なかでも９種類の必須アミノ酸をバランスよく摂ることが、健康のベースになるのです。

それでは、９つの必須アミノ酸とはそれぞれどういうものなのでしょうか？

また、どんな食物に多く含まれているのかを、ここで整理しておきます。

①リジン

身体の組織、臓器の成長や修復、免疫やホルモン、酵素の合成、代謝や脂肪の燃焼に関わるアミノ酸です。さらに、ウイルスの働きを抑制します。牛乳やヨーグルト、チーズなどの乳製品や鶏卵、アボカド、マンゴー、リンゴ、桃、パパイヤなどの果実類、イワシやタラなどの魚に含まれています。穀類を過剰に摂っていると不足することがあります。

②フェニルアラニン

神経細胞や脳信号を伝達するための神経伝達物質になるアミノ酸です。抑うつ効果があり、気分を高揚するとされています。米や小麦、豆などの穀物類、鶏卵、牛乳、チーズなどの乳製品に含まれています。

③ロイシン

肝機能を増強する作用があります。また、筋肉を維持、増強する働きがあり、疲労を回復、免疫力を向上させますが、過剰に摂取すると、逆に免疫力を弱めてしまいます。アミノ酸のほとんどは肝臓で代謝されますが、ロイシンと④のイソロイシン、⑤のバリンは筋肉の中で代謝されます。この三つのアミノ酸は多くの食品に含まれているため、通常の食生活をしていれば、不足することはありません。さらに、ロイシンとイソロイシン、バリンのうちで一つだけ過剰に摂ると、体重が低下することがあります。

④イソロイシン

神経の働きを助けたり、血管や肝臓、筋肉などを成長、強化する働きがあります。鶏肉、サケ、牛乳やプロセスチーズ、子牛肉などに多く含まれます。

⑤バリン

成長に深く関与し、血液の中の窒素のバランスを調整したり、筋肉や肝臓に働きかけます。レバーやドライミルク、プロセスチーズなどに多く含まれています。

⑥メチオニン

血液中のヒスタミンやコレステロールの濃度を抑える働きがあります。ヒスタミンは普段は不活性物質ですが、傷を負ったり、毒物やアレルギー物質が体内に入ると活性化、細胞から放出されます。その際にかゆみやひどくなるとアレルギー症状を引き起こすのです。

また、アルコールから肝臓を守る効果、抑うつ効果もあります。メチオニンが不足すると、肝機能が衰え、抜け毛やコレステロールの沈着、動脈硬化を起こし、利尿効果が低下するため、身体がむくんだり、免疫力が落ちることがあります。逆に、過剰に摂取すると、肝障害や視力低下を引き起こしたり、血栓や塞栓など血管障害を引き起こします。

枝豆や海苔、シラス干し、マグロ、カツオ、鶏卵などに多く含まれています。

⑦スレオニン（トレオニン）

成長や新陳代謝の促進、肝臓に脂肪が蓄積することによる脂肪肝の予防、胃炎の改善などの働きがあります。必須アミノ酸の中で最後に発見された物質で、鶏卵、七面鳥、スキムミルク、ゼラチンなど動物性タンパク質に主に含まれています。

スレオニンが不足すると、食欲不振、貧血、成長不良になります。

⑧トリプトファン

タンパク質の材料となるほか、肝臓、腎臓で分解されてエネルギーにもなります。また、セロトニン、ドーパミン、ノルアドレナリンなどの神経伝達物質、メラトニンなどの脳内ホルモン、成長ホルモンを作ります。

チーズやカツオ、シラス干し、たらこなどの動物性タンパク質、大豆、ゴマ、小麦胚芽などの植物性タンパク質に多く含まれています。また、ビタミンB群、ナイアシン（ビタミンB3）とともに食べると、効果的に摂取することができます。

トリプトファンが不足すると精神の不安定、睡眠障害を起こすことがありますが、逆に過剰に摂取すると肝臓に必要以上の負担をかけてしまいます。

⑨ヒスチジン

成長に深く関わるほか、神経機能の補助、関節炎の症状緩和、ストレス軽減、性欲や集中力、記憶力の向上、紫外線によるダメージの予防などの抗酸化作用、肥満予防の働きがあるとされます。また、赤血球、白血球の形成に欠かせないアミノ酸です。

マグロやカツオ、サンマ、イワシ、鶏肉、ドライミルクなどに多く含まれています。

ただヒスチジンは、分解されると、ヒスタミンになります。過剰に摂取すると、喘息や皮膚炎などアレルギー性疾患を患っている人は、症状を悪化させるリスクがあります。

これらの必須アミノ酸はサプリメントも販売されていますが、偏りのない食事をしていれば、必要十分な量を摂ることができます。また、過剰に摂取すると逆効果のこともありますので、まず毎日の食事から動物性タンパク質と植物性タンパク質をバランスよく摂ることを心掛けましょう。

必須アミノ酸が含まれる食品は、多種多様ですから、食事の際に、できるだけ多くの素材を使った彩りの豊かな料理を食べるということは理にかなっています。偏食の方は、意識して足りない必須アミノ酸を含む食材を食べることをお勧めします。

第3章　iPS細胞と再生医療で、老化をどこまで防げるか

老化のメカニズムとは？

人類にとって、「不老不死」は見果てぬ夢と言っていいでしょう。紀元前200年代、中国を統一し、絶大な権力を握った始皇帝が不老不死の薬を求めたのは有名な話です。

エジプトのファラオたちも不老不死を夢見てミイラになったくらいです。そして東洋でも西洋でも、そのミイラが不老不死の妙薬とされていたこともありました。

しかし、人間は誰もみな老いていき、死んでいくことは、自然の摂理です。では、なぜ人間の身体は老化していくのでしょう？

老化は医学が始まったと同時に研究が進められてきていますが、実際のところ、定説はありません。ただ、次の六つの原因が複合的に影響して、加齢によって人間の身体は衰えていくと考えられています。

①プログラム説

老化は死とともに遺伝子にプログラムされた現象であり、もともと遺伝子により制御されているという説です。

②エラー説

細胞の中で遺伝や細胞分裂に関わっているＤＮＡとＲＮＡは、突然変異などにより本来とは違った配列になることがあります。このようなエラーが蓄積していって、細胞の機能が正常に働かなくなっていき、老化が進んでいく、という説です。

③クロスリンキング説

コラーゲンなどの物質はさまざまな高分子と結合して新しい高分子を作りますが（このことをクロスリンクすると言います）、そういう新しい高分子は分解されにくく、長年の間に蓄積していってしまい、障害を起こし老化を進めていく、とされています。

④フリーラジカル説

物質の最小の単位である原子・分子の中で、電子は通常一つの軌道に2個ずつ周回していいます。一つの軌道に電子が1個しか収容されない場合があり、このように一対にならない不安定な電子を不対電子といい、不対電子を持つ分子は「フリーラジカル」と呼ばれます。このフリーラジカルがタンパク質、核酸、脂肪などの人間の身体を作る細胞の成分と化学反応して、障害を起こしていきます。

⑤免疫異常説

加齢していくと免疫細胞の機能が低下して、「自分の体の中の物質」を「他者の物質」と間違って認識して免疫が働いてしまうことがあります。そのため、自分の身体の一部を外敵と見なして免疫系が攻撃し、障害が起こっていきます。

⑥代謝調節説

細胞の代謝（エネルギーを生産したり、細胞が物質を作り出すこと）の速度が細胞の分裂速度に影響を与えてエラーが起こり、障害が起こっていきます。

老化の原因は細胞にある

この六つの老化の原因に共通していることがあります。

お気づきのこととは思いますが、それは人間の身体を作っている細胞が、加齢によって劣化してしまうことです。**具体的には、細胞の中の遺伝子やＤＮＡ、ＲＮＡなどの核酸や、細胞によって作り出されるコラーゲンなどのタンパク質やヒアルロン酸などが傷ついて、**

修復できなくなってしまうのです。

つまり、老化とは、細胞と細胞外マトリックスが劣化して、それを修復できなくなるということです。

従来、細胞の老化と生物全体の老化＝「個体老化」は、異なる原因によって起こるというアプローチで研究されてきましたが、最近はほぼ共通することがわかってきています。細胞にいいことは人間にとっても良いことであり、細胞を老化させることは、人間の老化を進めてしまうのです。

また、細胞が劣化、修復できなくなった結果、起こることは老化だけではありません。いわゆる三大疾病、がんや脳卒中、心筋梗塞は生活習慣病といわれますが、これらの病気の原因になるのは、細胞が劣化して、修復できなくなることです。

がんの原因の一つは、細胞分裂の際のエラーです。細胞を複製する際のコピーミスが重なると、がん細胞が成長し、体を蝕んでいくのです。また脳卒中や心筋梗塞の主な原因に、血管が硬く狭くなる「動脈硬化」が挙げられます。動脈硬化に至る理由に、血管の細胞の老化が関わっているという研究も行われています。

つまり、アンチエイジング（抗加齢、老化防止）はいかに細胞を劣化させないか、いかに細胞を修復させるかが重要であり、見た目の若さだけではなく、健康にも深く関わるわけです。

細胞を「生まれたて」に戻したものがiPS細胞

2012年のノーベル医学生理学賞は、京都大学の山中伸弥教授が「iPS細胞」の研究で受賞しました。2012年の流行語大賞にもノミネートされ、広く知られるようになった「iPS細胞」ですが、この細胞は皮膚や神経、胃や腸、肝臓などあらゆる組織のもとになる細胞に分化できる能力を持っています。

2014年には世界に先駆けて日本において、iPS細胞を使って作製した細胞組織を人に移植する臨床研究が行われる予定です。この臨床研究は、目の難病である「加《か》齢《れい》黄斑《おうはん》変性」の患者さんに網膜のシートを移植するもので、iPS細胞を治療に役立てる「実用化」に一歩近づくものと言えます。今後さらにiPS細胞が話題になることは確実です。

iPS細胞(induced Pluripotent Stem cells)とは「人工多能性幹細胞」という意味

で、山中教授のノーベル賞受賞理由は「成熟細胞が初期化され多能性を持つことの発見」です。

受賞理由はちょっと難しいですが、**ｉＰＳ細胞は要するに「成熟して老化に向かう細胞を初期化、最初の時点＝生まれたてに戻したもの」です。**細胞医療や細胞再生医療を研究している私たちにとって、夢のような「不老不死」の細胞なのです。

ｉＰＳ細胞は身体の臓器を作るどんな細胞にすることもできますので、例えば肝臓などの再生医療に将来的には応用できます。肝硬変という病気は肝細胞が老化して劣化、修復できなくなったことにより起こりますが、自分の細胞からｉＰＳ細胞を作り、新たに肝細胞を作り、肝臓を再生することが可能になるかもしれません。

いま私は皮膚細胞を培養することで皮膚の再生医療を行っていますが、近い将来、ｉＰＳ細胞が応用されていくでしょう。自分の細胞からｉＰＳ細胞を作り、皮膚細胞にすれば、それはまるで生まれたての赤ちゃんの頃の肌と同様に、若々しい細胞や細胞外マトリックスを作り出せるものになるからです。このように、細胞の老化に対してｉＰＳ細胞は究極の解決法となり得ます。

iPS細胞が万能細胞と呼ばれる理由

ここで細胞とiPS細胞について、少し詳しくお話ししましょう。

私たちの身体は60兆個の細胞からできていますが、もともとはたった一つの細胞でした。皮膚の細胞を診るたびに「とんでもなく複雑だけど、身体を維持していくために絶妙な仕組みになっているな」といつも感心していますが、同様に身体中の臓器、器官はそれぞれの機能を持ったさまざまな細胞によって作られていて、60兆個が適切にバランスよく配置されているのです。

もし受精卵が同じ受精卵にしか分裂、増殖できないとすれば、どうなるでしょう？いくら分裂、増殖したとしても、受精卵が60兆個できるだけで、皮膚や骨や内臓はできませんし、皮膚の中に表皮、真皮、皮下組織を作ることはできません。

しかし、身体がかたち作られる過程で分裂、増殖する「生殖細胞」は、自らを異なる細胞に姿を変える「細胞分化」という能力を持っています。一つの受精卵から、なぜ手ができたり、足が作られたり、心臓や脳などの臓器になっていくのかというと、この細胞分化が働いているからです。そして、このようにもともとの細胞とは異なる細胞に分裂、増殖することを「非対称性の分裂」と言います。

その後、身体ができあがった後の細胞は「非対称性の分裂」を起こしません。例えば、人間の皮膚細胞は皮膚細胞にしか、分裂、増殖していきません。このように他の細胞にならない細胞を「体細胞」と言い、このような分裂、増殖のことを「対称性の分裂」と呼びます。そして、成熟した人間の細胞は基本的に同じ細胞にしか分裂、増殖しません。

皮膚細胞のような「体細胞」は、「生殖細胞」が持っていた「何の細胞にもなれるという万能性」＝「細胞分化の能力」は失ってしまっているのです。万能性を失うというと、悪いことのようですが、皮膚組織の中で皮膚細胞が他の臓器の細胞になったら、例えば肌から歯が生えてきたり、目が飛び出てきたりしたら病気にほかならないですよね。

また、この「生殖細胞から体細胞へ」というプロセスは従来、逆方向に進めることはできないと考えられていました。

この常識を覆したのが、京都大学の山中教授が作製したｉＰＳ細胞なのです。

ｉＰＳ細胞はこのようにして作られる

ではｉＰＳ細胞はどのような手順で作られるのでしょうか。

山中教授たちは、ｉＰＳ細胞をまずマウスで、次にヒトのものでつくったのですが、もとになった細胞は真皮線維芽細胞です。ヒトの場合、私たちの肌細胞補充療法（99ページで詳しく述べます）と同じように、紫外線などで損傷を受けていない耳たぶの裏の真皮線維芽細胞を使っています。

当初、ヒトのｉＰＳ細胞はこの真皮線維芽細胞に四つの遺伝子を入れることで作られました。

ただ、四つの遺伝子の中には「ｃ-Ｍｙｃ《シーミック》」と呼ばれる「がん遺伝子」が含まれていて、この遺伝子が細胞内で活性化すると、がんが引き起こされる可能性があったのです。

そこで、「ｃ-Ｍｙｃ」遺伝子以外の「Ｏｃｔ３／４《オクトスリーフォー》」、「Ｓｏｘ２《ソックスツー》」、「Ｋｌｆ４《ケーエルエフフォー》」という三つの遺伝子を入れる方法でｉＰＳ細胞を作る方法を開発したのです。この方法では、四つの遺伝子による方法より約1週間、余分に時間がかかりますが、がん化するリスクを劇的に減らすことができます。

細胞は分裂、増殖していく一方、役割を果たした細胞は死んでいくというサイクルがあります。そのサイクルを繰り返すことでバランスを取っているのですが、ｃ－Ｍｙｃというがん遺伝子には細胞の分裂、増殖を促進する働きがあったのです。そして、ｃ－Ｍｙｃが突然変異を起こすと、その働きが無限に続いてしまい、細胞が際限なく分裂、増殖を繰り返した結果、過剰に生じた細胞は組織の塊を形成、がん化していってしまうのです。

細胞のがん化とは、非対称性に分裂し、細胞が不死化することでもあります。

通常、細胞はバランスよく分裂、増殖、死滅を繰り返していますが、がん化とはその絶妙な制御のバランスが崩れていくということです。

逆に、そういうバランスの上に成り立っている複雑な人体で、普段、がんが広がらずにすべてうまくいっていることこそ、奇跡的なことのように私には思えます。現在、日本人のふたりにひとりが一生のうちに一度はがんと診断されるほどがんを患う人が多いのは、ある意味必然と言えるかもしれません。

ｉＰＳ細胞は受精卵と同じ機能を持つ

話を、ｉＰＳ細胞の作り方に戻します。

受精卵では、ここが顔を作る遺伝子、ここが皮膚を作る遺伝子、ここが脳、ここが胃、ここが腸というように、すべての遺伝子情報が働いています。その後、分裂してもすべての遺伝子情報が働いているのですが、その次のステップで左ページの図のように外胚葉、中胚葉、内胚葉を持つ三胚葉になります。

受精卵から分裂した細胞はすべて同じＤＮＡ、遺伝子情報を持っていますが、三胚葉の段階になると、例えば内臓を作る遺伝子情報が働く内胚葉、身体の表面を作る遺伝子が働く外胚葉、筋肉や骨格を作る遺伝子が働く中胚葉という三つの胚葉に分かれ、それ以外の遺伝子情報にはロックがかかっていくのです。

その後、三胚葉はさまざまな臓器の細胞に分化していき、さらに細かい機能を担当する遺伝子情報しか働かなくなるのですが、ＤＮＡはすべての遺伝子情報を持ったままです。

ですから、例えば私の専門にしている真皮線維芽細胞にも、肝臓の細胞にも、脳細胞に

【図5】受精卵の分裂とiPS細胞

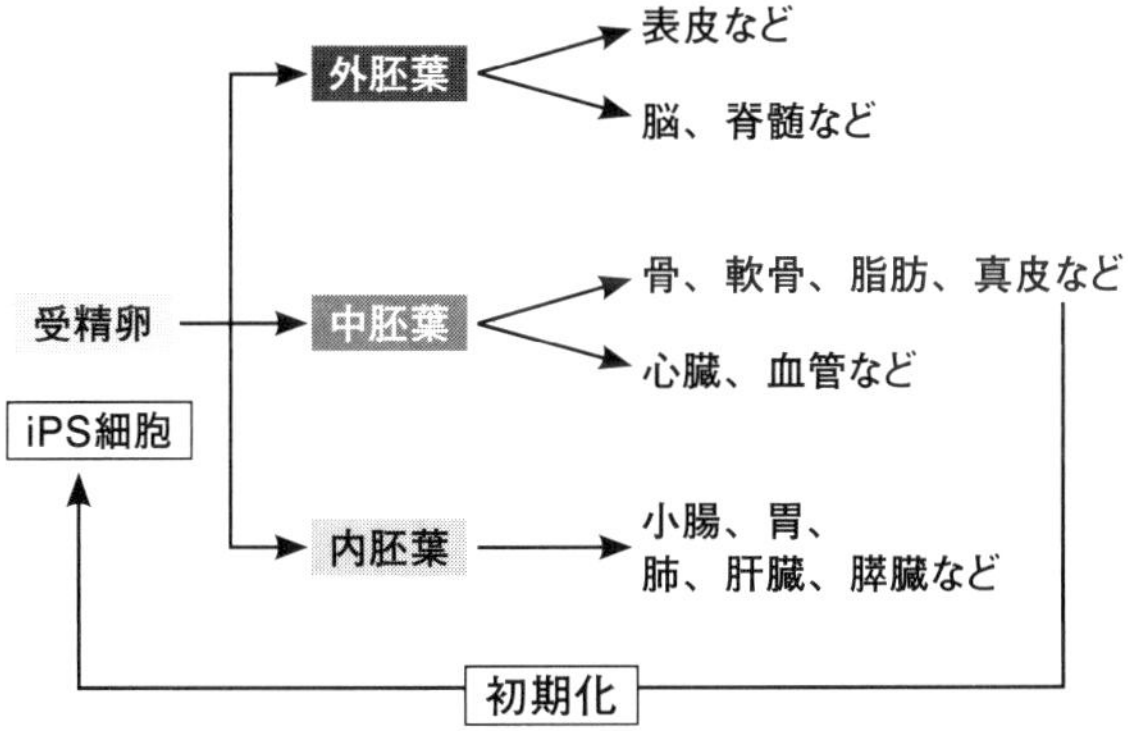

※iPS細胞は真皮をはじめ、すべての体細胞から作ることが理論的には可能です。実際、肝臓や血(骨髄)からも作ることができます。

も、ＤＮＡには、受精卵とまったく同じ遺伝子情報があるわけです。ただ、ＤＮＡにはロックがたくさんかかっていて、真皮線維芽細胞ではコラーゲンなどの真皮組織を作る遺伝子情報しか動かなくなっているのです。

　私は真皮線維芽細胞の培養を行っていますが、培養は「複製」ですから、真皮を作る真皮線維芽細胞しか作れません。また、通常、そういうロックを解除できないのですが、逆にロックがかかっていないと、皮膚が傷などで損傷を受けた場合、うまく修復、復元できなくなり、傷が回復しないことになります。

　ｉＰＳ細胞は、このロックを解除したものです。従来、ロックの仕組みは複雑なものなので解除することは不可能と考えられていたのですが、前述のように、四つの遺伝子を入れてみたら、すべてのロックを解除することができたのです。そして、このロックの解除は、細胞を元の受精卵の状態に戻すことですから、初期化と呼ぶのです。

iPS細胞は受精卵と同じように、すべての遺伝子情報を働かせることができます。そして、DNAの特定部分にロックをかけていけば、表皮細胞、真皮線維芽細胞、肝細胞、筋細胞、骨細胞などなど、人間の身体を作っているすべての細胞にできるのです。

また、iPS細胞の初期化は不老不死化と考えることもできます。受精卵のように0歳の細胞となり、DNAに異常がない限り、まったく損傷を受けていないからです。また、細胞の寿命のカウンター、テロメア（105ページで詳しく述べます）もゼロの状態にリセットされます。

実用化している再生医療もある

ここで、iPS細胞は使っていませんが、すでに実用化されている再生・細胞医療について紹介しましょう。ｉＰＳ細胞のことを理解するうえでも助けになる事柄です。

現在「再生医療（細胞医療）」はある種のブームになっていて、細胞を増殖させる「試薬」を注入するだけの美容整形を、再生医療と称している例もあります。しかし本来の再生医療の定義とは、「細胞を加工（培養）し、その細胞を生体に戻す医療」のことです。

ｉＰＳ細胞を使った医療や、次のような医療がそれにあたります。

２０１３年３月、鳥取大学医学部附属病院が乳がんの手術で切除した乳房《にゅうぼう》の一部分に、本人の「脂肪幹細胞」を移植して、乳房の脂肪細胞を再生する臨床研究に成功したことが報告されました。

患者の太ももや腹部から脂肪組織を吸引して、脂肪組織の半分から脂肪幹細胞を分離して、残りの半分の脂肪組織の脂肪細胞を洗浄。二つを混ぜたものを乳房が欠損した部分に注入したところ、血管も含めた乳房の脂肪組織を再生させることに成功したのです。

今後、臨床に応用できるかの有効性を確認していく予定だそうです。

また、国立循環器病研究センター研究所は、骨髄から心筋や血管に育つ幹細胞を採取、培養して心筋の中に注入し、心筋梗塞の治療に取り組むなど、実用化に近づいている再生・細胞医療の研究も数多くあるのです。

現在のところ、再生・細胞医療として患者さん自身の「表皮」や「軟骨」、「角膜上皮」を培養して（自家培養して）治療する技術がほぼ実用化されています。

「自家培養表皮」は表皮細胞を採取、培養してシート上にして移植して表皮を再生するものです。重症のやけど治療などに使われています。

また「自家培養軟骨」は膝や肘などの関節の骨の表面を薄く覆っている軟骨の細胞を採取、培養して軟骨組織を再生して移植します。膝の軟骨の損傷を受けた方の治療や、けがの治療に使われています。

「自家培養角膜上皮」は角膜の表面の角膜上皮細胞を採取、培養してシート上にして移植して角膜表面を再生するものです。

ただ、このうち自家培養角膜上皮による再生医療はそれほど一般的ではありません。角膜白斑、角膜変性症、円錐角膜など角膜に異常を来した患者さんが治療の対象になりますが、角膜移植は免疫反応を起こしにくいので、他人の角膜を移植しても問題となる例が少ないのです。また移植を待っている患者は5000人ほどと他の臓器ほどには多くなく、「アイバンク」という死後に角膜を含む目を提供する登録制度も整っています。ですから、自家培養角膜上皮による角膜の治療にそれほどの需要はないようです。

肌のハリやうるおいを取り戻す「肌細胞補充療法」

実用化している再生・細胞医療としてもう一つ、私たちが行っている「肌細胞補充療法」があります。この方法は真皮の組織そのものを再生するのではなく、真皮線維芽細胞を採取して培養してから、患者さんの顔の真皮に注射で移植します。

前述のように、真皮線維芽細胞は肌の弾力性やうるおいのもとになるコラーゲンやエラスチン、ヒアルロン酸を作り出す細胞ですが、その数は老化によって減少していきます。

そこで、真皮線維芽細胞を培養して自分の皮膚へ補充することで、ハリやうるおいを取り戻し、シワやたるみや、クマをなくそうというものです。

採取するのは、身体の中で一番紫外線の影響を受けづらく、損傷が少ない耳たぶの裏の真皮線維芽細胞です。細胞の培養は37度を保つようにして行われます。細胞が分裂、増殖するのに最適な温度なのですが、この37度はほぼ人間の平熱と言えます。大人の平熱としてやや高めと感じる向きもあるでしょうが、細胞の分裂、増殖の盛んな子どもの平熱はこのくらいです。体温が1度高いと基礎代謝が10～12％上昇するといわれていますが、子どものほうが新陳代謝が盛んで、細胞の分裂、増殖が必要なためです。

細胞には自己以外の細胞が分泌した因子の影響を受ける「パラクライン」という現象が起こります。

細胞はほかの細胞と離れて存在する場合、隙間を埋めるために分裂、増殖することがありますが、これは細胞同士が伝達物資を分泌し合って「会話」のようなことをしているからと考えられています。情報をやりとりしているので、隙間を埋める必要があると認識されるわけです。このことがパラクラインの代表的な現象ですが、逆に細胞の密度が一定量になると、細胞は分裂・増殖をやめてしまいます。

そして一旦、分裂・増殖のサイクルが止まると、再び密度が一定量を下回らない限り、再開することはありません。

例えば、皮膚が傷を受けた場合、その部分に表皮細胞や、真皮線維芽細胞が集まってきて、分裂・増殖をして修復していきますが、皮膚が回復すると分裂・増殖が止まります。また、もしストップがかからないと、表皮細胞、真皮線維芽細胞が増殖を続けてしまいます。この機能が失われたのががん細胞のような異常細胞で、皮膚が盛り上がっていってしまうのです。

私たちが行っている肌細胞補充療法では、このパラクライン現象を利用しています。ある程度、増殖したところで、細胞の隙間を空けて培地（細胞を培養するための土台が入った容器）を替えると、分裂・増殖が止まらなくなるからです。植物の鉢替えは鉢内に根がいっぱいになったり、栄養分が足りなくなったときに行うわけですが、似たようなことを細胞の培養でも行っているのです。このことを「継代《けいだい》」と呼ぶのですが、これによって、効果的に培養を進められるのです。

培養した真皮線維芽細胞は、患者さんの顔の真皮に注射して、生着させます。

ちなみに、真皮には1㎠に100万個ほどの真皮線維芽細胞がありますが、注射するのは顔全体で1億個ほどです。すべてが生着するわけではありませんが、生着するのは真皮の中で不足していた分です。真皮の中に真皮線維芽細胞を入れると、パラクラインが働いて、老化などで細胞の数が減って、増えることができないでいた部分（＝老化が進んでいた部分）に生着するわけです。

ですから、例えば20歳の患者さんの細胞を培養して注射しても、よほど真皮組織がダメージを受けていない限り、ほとんど生着することはありません。害にはならないのですが、そういう細胞の特性上、水が満たされているコップに水を加えても、あふれるのと同じことだからです。

ただ、20歳の患者さんの場合は、真皮線維芽細胞を冷凍保存しておいて、数十年たってから解凍・培養して、注射することには意味があります。若ければ若いほど、取り出す真皮線維芽細胞はセルサイクルの回数が少ないため、機能が高く、寿命も長い細胞です。また、もともと自分の細胞ですから免疫反応も起こさないので、数十年後に真皮に注入すれば、より高い効果を得ることができると考えています。

同じように40歳で真皮線維芽細胞を冷凍保存しておけば、10年後には10歳若い自分の細胞、20年後には20歳若い自分の細胞を真皮組織に注射、生着させることができるのです。この効果は50歳代、60歳代になってから細胞の採取・培養を始めたとしても同様です。より若々しく元気なときの自分の細胞を培養して注射するという仕組みです。ちなみに私たちの患者さんで最高齢は80歳代の方です。

ｉＰＳ細胞による再生医療の可能性

ｉＰＳ細胞においても、さまざまな臓器を細胞組織工学で作る研究が進んでいます。細胞とコラーゲンやエラスチン、ヒアルロン酸などの細胞外マトリックスをまとめて「細胞組織」や「臓器」と呼びますが、例えば指という臓器には皮膚があり、骨があり、血管、神経、筋肉などさまざまな組織で構成されています。それぞれの細胞が組織を作っているため、その作製の難度は高いものがあります。一方、ほぼ肝細胞と血管などの脈管系だけでできている肝臓など比較的単純な臓器のほうが作りやすいのです。

実際、２０１３年7月、横浜市立大学の谷口英樹教授らのチームが、人のｉＰＳ細胞と肝臓の間葉系幹細胞（肝細胞）、血管内皮細胞を培養して**小さな肝臓を作り、肝不全のマウスに移植して生存率を大幅に向上させることに成功したことをイギリスの科学誌『ネイチャー』に発表しています。**

これまでｉＰＳ細胞から肝細胞は作られていましたが、臓器として機能する立体的な構造を作るのは難しく、ｉＰＳ細胞から機能的な臓器を作ったのは世界で初めてのことです。

【図6】iPS細胞を使った人への移植（臨床研究）の開始目標

対象となる病気	開始年
加齢黄斑変性	2013～14年
心不全	2015～17年
脊髄損傷	2017年までに
パーキンソン病	2015～17年
白血病	2019～22年
筋ジストロフィー	2019年以降
糖尿病	2017年以降

※文部科学省の資料より

肝臓以外では、骨も骨細胞と骨芽細胞、破骨細胞の三つで作られる臓器なので、作製できる可能性は高いと思います。

さらに、２０１３年２月には理化学研究所が、視力が低下する難病「加齢黄斑変性」の臨床研究を行う計画を厚生労働省に申請しています。**２０１４年夏ごろに、ｉＰＳ細胞を使って作った目の組織を患者さんに移植する、世界初のｉＰＳ細胞による治療が始まる予定です。**

目で光を感じる視細胞は、明暗を認識する桿体《かんたい》細胞と色を認識する錐体《すいたい》細胞の２種類しかありません。ですから、視細胞の再生は比較的、容易と考えられています。

今後、ｉＰＳ細胞で作られる細胞と、その対象となる病気については、文部科学省が図のようなスケジュールをまとめています。

一方、胃や肺などの内臓は胃細胞、肺細胞だけではなく、さまざまな細胞組織で作られているので再生は難しく、実用化への道のりに課題は多いのです。

　そのような複雑な臓器については人為的に作り出すのは難しいので、動物の体内で人の臓器を作る研究も進められています。

　ブタの臓器は人間の臓器と、ほぼ同じ大きさです。例えば、膵臓を作ることができない状態にしたブタの受精卵と、人間のｉＰＳ細胞を合わせます。これをブタの子宮に戻して育てると、人間の膵臓を持ったブタができる可能性があります。この内臓を人への移植に用いるわけです。そのような研究を国内でも行えるよう、２０１３年に国が認可しました。

ｉＰＳ細胞で進む老化防止研究

　この章の冒頭で説明しましたが、まだ老化のメカニズムは十分に解明されているわけではありません。ただ、細胞レベルで考えると、老化防止のヒントとなる現象があります。キーワードとなるのはＤＮＡの末端にある「テロメア」という物質です。

　通常の細胞は分裂・増殖を繰り返していくと、このテロメアがすり減っていきます。分裂前の細胞（母細胞）と、分裂してできる二つ以上の細胞（娘細胞）は、基本的に同じものです。娘細胞は母細胞のコピーであり、機能的な差もまったくないのですが、ただ一つ、テロメアの長さが異なります。

分裂、増殖した娘細胞のテロメアは母細胞のテロメアよりも短く、テロメアが一定の短さになると、それ以上、分裂・増殖できなくなるのです。このことからテロメアは、「命のロウソク」とか「命の回数券」と呼ばれています。

iPS細胞のテロメアは、受精卵のように生まれたままの長い状態です。そして、表皮細胞や真皮線維芽細胞、肝細胞、筋細胞のような体細胞（幹細胞）になるまで、テロメアの長さも維持されるのです。

ですから、私たちの肌細胞補充療法も、将来的にはiPS細胞由来の真皮線維芽細胞を使った治療を視野に入れているのです。自分の10代、20代のときの細胞よりさらに若々しい（テロメアが長い）細胞を使えるのですから、iPS細胞によるテロメア研究で、肌をはじめとする身体の老化を抑えるための研究は一気に進む可能性があります。

例えば、2010年2月にハーバード大学などの研究チームが科学誌『ネイチャー』に、画期的な報告をしています。テロメアが異常に短くなる遺伝性難病、先天性角化異常症患者の真皮線維芽細胞からｉＰＳ細胞を作製したところ、遺伝子異常がある状態でもｉＰＳ細胞ではテロメアの長さが回復することを発見したのです。

先天性角化異常症は遺伝子の変異により、テロメラーゼというテロメアを修復する酵素の分泌に異常を来すことが原因と考えられているのですが、この発見でテロメラーゼの研究が一挙に進むことが期待されています。

再生医療には高いハードルがある

現在、ｉＰＳ細胞による治療は研究段階であり、臨床研究として患者さんに移植を始めるところにまで来ています。ただし、皆さんがお近くの病院でｉＰＳ細胞による治療を、健康保険を使って受けられる、というような「実用化」には時間がかかりそうです。

政府は再生医療を経済成長の柱にするべく、安全基準など新たなルールを作る検討を始めました。

現在、再生医療に欠かせない細胞の培養などでは、既存の医薬品と同じレベルの、とても厳格な製造基準を適用せざるを得ず、必要以上の品質管理を求められるからです。

実際、私たちの肌細胞補充療法は実用化していますが、実は実用化には「臨床も含めた実験レベルでの実用化」、「厚生労働省の認める実用化」の二つがあります。真皮線維芽細胞の培養、注入による治療については、厚生労働省の実用化はまだですが、臨床実験としての実用化の段階なのです。

そのため、インフォームド・コンセント（医師から治療法の正しい情報を伝えられたうえでの合意）の最後に「これは臨床実験です」という旨が書いてあり、そのことを患者さんが納得したうえで、治療を行っています。

薬事承認のおりていない薬を用いる、もしくは薬事承認された用法・用途以外で薬剤を用いる場合は確かに臨床実験ですが、実験といっても何も〝人体実験〟を行うわけではありません。

ほとんどの場合、日本国外において実際に用いられている薬剤もしくは治療方法で、安全性や有効性が国外で確かめられたものがベースになっています。この場合の患者さんのメリットは何といっても、全世界で行われている治療方法、薬剤を実際に選択できるということに尽きるでしょう。デメリットは薬害や有害事象が起こった場合に自己責任となるため国家賠償が受けられないことです。

私たちが行っている肌細胞補充療法に関しても、確かに日本では臨床実験に過ぎませんが、米国では肌細胞補充療法は、臨床治験の最終段階である「第３相臨床治験」も終了し、老化した皮膚に対して有効な治療として正式に認定されたものです。

海外で認証されていても、厚生労働省が認可していない抗がん剤治療、がんの陽子線治療なども臨床実験です。陽子線治療などのように、先進医療と認められてはいても保険適用は見送られているなど、過渡的な段階にある治療法もあります。安全審査が終わっていない治療に関しては、一律、厚生労働省は臨床実験というカテゴリーにしているからです。

私たちは肌細胞補充療法以外にも、やけど治療用の培養皮膚にたずさわり、２０１１年までは厚生労働省から医薬品としての承認、認可を受けることを目指して、薬事申請をしていました。ただ、厚生労働省のスタンスとしては、培養した細胞も薬品として扱うということで、治験の確認、申請が必要になります。

自分の細胞を使ったものだから薬かどうかという議論も残るところですが、現時点では厚生労働省には「細胞を使った治療」というカテゴリーはないのです。

ｉＰＳ細胞による治療はさまざまな応用が考えられていますから、法的な整備を急ぐべきなのですが、現状では安全基準など新たなルールを作る検討段階なのです。

また、厚生労働省の薬事申請を受けるためには、臨床実験をストップさせなければいけません。私も東海大学で、やけど用の培養皮膚による治療をしているときに体験しましたが、非常な複雑さを感じるプロセスです。薬事申請のために安全確認をしているところだから、安全確認ができていない。そのため、安全確認が終わっていない薬品、治療法を実験とはいえど、臨床を行うことはできないという理屈なのです。

実際、厚生労働省に薬事申請してから、東海大学ではやけどでダメージを受けた患者がいても、培養皮膚を移植することはできませんでした。

現状では、例えば網膜色素上皮の細胞シートによる治療の臨床実験がうまくいっていても、申請した段階で実用化に向けての実験はすべてストップしてしまうのです。そのうえ、安全審査にも時間がかかりますから、本当の実用化までに十数年かかってしまうかもしれません。iPS細胞が注目され、細胞医療への期待が高まっていますが、厚生労働省の対応を含めて法的整備を進めていかないと、世界をリードしていくことは難しいのではないでしょうか。

第4章　細胞の「酸化」「糖化」を抑えれば老化は止められる

なぜ長野県が長寿日本一になったのか？

一昔前まで、長寿県といえば、男女ともに沖縄県でした。その理由としては、日本の伝統食の欠点とされる「食塩が多い」「動物性タンパク質が少ない」「乳製品が少ない」「緑黄色野菜や果物が比較的少ない」という傾向が沖縄には当てはまらず、長所である「海藻の摂取量が多い」「大豆を多く摂る」ことがよく挙げられていました。

ところが、2013年2月に厚生労働省が発表した「都道府県別生命表」（2010年）によると、男女ともに長野県が平均寿命でトップ。「都道府県別生命表」は5年ごとに作られますが、長野県は男性が80・88歳で1990年から5回連続の1位、今回、女性も87・18歳で初めて1位になりました。一方、平均寿命が短かったのは男女とも青森県。男性が77・28歳、女性が85・34歳で3回連続で最下位でした。

私の出身地は長野県飯山市。スキー場がすぐ近くにある山間地です。18歳までそこで育ちました。大学は弘前大学医学部で学生時代は青森県で過ごしました。**長寿県、短命県の食生活、生活習慣を経験したわけですが、正直、平均寿命で2～3歳の差が出るほどの違**

いを実感することはできませんでした。

飯山市は全域が特別豪雪地帯。冬の間はあまり外出せず、移動もクルマ中心ですので、運動不足になりがちです。唱歌「朧月夜」の「♪菜の花畠に　入日薄れ」の舞台になった野沢菜漬けの本場で、日本酒も美味しい。青森県との共通点のほうが多く感じられたのですが……よくよく思い返してみると、長野県は教育県として知られていますが、「大人への教育」とも言える健康の啓蒙活動も盛んです。１９５８年に須坂市で保健補導員制度が発足してから、この制度が全県に広がり、１９７２年に飯山市でも導入されています。

保健補導員制度とは、地域全体で健康増進に取り組もうというものです。禁煙や減塩による生活習慣病の予防や集団検診、調理実習会などのイベントが行われています。みそ汁を1日1杯に抑える運動も進められました。その結果、１９８０年度には女性で15・9グラムもあった1日の食塩摂取量が、２０１０年（厚生労働省の国民健康・栄養調査）には、男性15・5グラム、女性10・7グラムまで減ったというのです。

また、長野県は野菜の摂取量が男女ともに全国1位。生野菜にはカリウムが多く含まれていて、体内の余分なナトリウムを尿から体外に排出する働きがあります。これは減塩とともに高血圧の予防に効果的です。

その他、生活習慣病への予防、がん予防、がん検診など、行われていることはごくごく普通のことですが、医学的に見ても、老化を抑えるために必要なことばかりです。

しかも予防活動が中心ですから医療費がかかるわけではありません。実際、長野県の1人当たりの年間の老人医療費は74万5000円で、全国で2番目に安い金額で済んでいます（厚生労働省調べ、2009年度）。全国平均は88万2000円ですから、長野県のお年寄りは病院にあまりかからず、元気に長寿を達成できていると言えるでしょう。

ちょっとした心掛け、食生活、生活習慣で老化は抑えられ、長寿を実現できる――。長野県で行われていることは、大いに参考になると思います。

塩分の摂り過ぎが細胞に悪い理由

長野県が長寿日本一なったのには、さまざまな要因が考えられますが、一番大きかったのは、減塩に成功したこととされます。

それでは、塩分はなぜ長寿の妨げになるのでしょうか？

ご存じのように、塩分は水を吸収します。ナメクジに塩をかけると縮みますが、これはナメクジの体の約90％が水分でできているからで、その豊富な水分が塩分濃度の違いにより、体外に吸い出されてしまうわけです。塩分は水を吸収するパワーが強く、空気中の水分も吸い取るくらいで、水をため込みやすい性質を持っているのです。

そして、塩分は身体に吸収されやすく、すぐに血液中に入り込みます。

血液中の塩分が多くなると、血液の塩分濃度を一定に保つために、血液中の水分が増えて、体内を循環する血液量が増えてしまいます。血管内の血液量が増えますから、血管に対する圧力が上がり、血圧が上がります。さらに腎臓の器官が塩分に過敏に反応して、血圧を上げる物質を分泌したりもします。

この高血圧は、糖尿病、脂質異常症（高コレステロール）と並んで「動脈硬化」を進める原因です。動脈硬化とは文字通り、血管が硬くなり、そして血管の壁が厚くなり、また血液が通る血管の内側が狭くなることです。血管の細胞の老化と言えます。

動脈硬化が進むと、高血圧、糖尿病、脂質異常症の悪化を招くという悪い循環に陥ってしまいます。そして脳梗塞や脳出血、心筋梗塞、狭心症など命を左右しかねない「血管の病気」が起こるリスクが高まるのです。

砂糖を控えることで細胞の老化を防げる

また「塩」と同様に「糖分」の摂り過ぎも、体と細胞に深刻な影響を及ぼします。糖分（糖質）は、砂糖が入っているケーキやお菓子、清涼飲料水だけでなく、ご飯やパンなどの穀類が原材料になっている食物やイモ類にも多く含まれています。これらの糖分が体の中で消化され、細胞のエネルギー源となるブドウ糖などになるわけです。本来は必要なものですが、摂り過ぎると皮下脂肪や内臓脂肪として体内に蓄えられ、細胞の老化や病気の原因になってしまいます。なお、ご飯やパンに多く含まれる「炭水化物」とは、糖質と食物繊維が結び付いたものを指します。

では、「血糖」と「糖尿病」についてから話を始めましょう。

空腹時の血糖値の正常値は、１００㎎／dl前後とされます。この値が１６０㎎／dlを超えると、糖尿病と診断されることになります。血糖値とは、血液の中のブドウ糖の割合のことですね。

糖尿病では合併症が問題視されます。糖にはフリーラジカルと同じように電子を奪う特徴があり、非常に強い酸化作用があります。そして、血糖値が高いと細胞に障害が起こり、腎臓や目、末梢神経に異常を来しやすくなるのです。

この糖の代謝は、タンパク質や脂質の代謝と根本的に違います。

糖は脳の栄養になり、ミトコンドリアがエネルギーの材料に使う重要な栄養ですから、血液中の糖を増やす＝血糖値を上げるホルモンは何十種類もあるのです。アドレナリンや成長ホルモンも血糖値を上げる働きをしていて、ホルモンと名の付くものはほとんどが血糖値を上げる働きがあると言ってもいいくらいです。本来、人間の身体は血糖値が下がることを、怖がります。脳のエネルギーとなるのは糖だけですから、その糖が体に足りなくなるのはまさに一大事なのです。

低血糖を放っておいて、血糖値が50㎎／dl以下になると中枢神経の働きが低下します。そして血糖値が30㎎／dl以下になると、昏睡状態から死に至ることもあるのです。

つまり、血糖値が下がることは生命活動の危機を意味するので、その低下を防ぐために何十種類もの防御があるのです。しかし、反対に血糖値を下げるホルモンは唯一、「インスリン」のみです。

一種類しかない血糖値を下げるホルモンが正常に働かないことが、糖尿病の原因になります。それだけにインスリンは体にとって貴重なものだと言えます。

空腹時にご飯やラーメンなどの炭水化物を多く含む食事を摂ったり、必要以上に食べ過ぎたりすることは、血糖値を急激に上げることにつながります。その血糖値を下げるためにインスリンが「ムダ遣い」されるわけです。貴重なインスリンを一生長持ちさせるためにはこれらの不摂生は避けるべきです。

血糖値を急に上げない食生活の工夫とは

血糖値は食事の内容や運動、ストレスなどの影響を受けやすいものです。食事前と食事後で数値は大きく変わってきますし、検査前の数日に暴飲暴食すれば高くなりますし、節制すれば低くなります。そのため、糖尿病の診断では「ＨｂＡ1ｃ《ヘモグロビンエーワンシー》（糖化ヘモグロビン＝血液中の糖と結合したヘモグロビン）」の数値が使われることが一般的になっています。

ＨｂＡ１ｃはほぼ１か月程度の血糖値の平均がわかるとされ、基準値は４・３〜５・８％。糖尿病患者には「血糖正常値を目指す際の目標」として６・０％未満、「合併症予防のための目標値」として7・0％未満、「治療強化が困難な際の目標値」として8・0％未満が目標値として掲げられています。

人間の身体は血糖値を上げることで、細胞のミトコンドリアに糖が十分に供給されて、エネルギーを生み出します。しかし、血糖値が常に高い状態にあることは、血管細胞だけでなく、さまざまな細胞に負荷を与えてしまいます。**ですから、普段から高血糖にならないように心掛けていれば細胞の老化を抑えることもできるのです。**

まずは食事に気をつけることから始めてはいかがでしょうか。血糖値を上げやすいのは、糖質が多い、白米やパン、うどんなどです。菓子パンのような甘いパンや、トーストにたっぷりとジャムを塗ったり、バターたっぷりのクロワッサンを毎日朝食に食べるのは避けたほうがいいでしょう。

白米の場合は、麦や雑穀など食物繊維を含むものを混ぜることで、血糖値の上昇を緩やかにすることができます。パンをライ麦や全粒粉のパンにするのもいいでしょう。

また、最近注目されているのは、「食べる順番」です。「野菜などの食物繊維」→「肉や魚などのタンパク質」→「米やパンなどの炭水化物」の順に食べれば、炭水化物の消化、吸収が緩やかになり、食後の血糖値の上昇が抑えられるというものです。

確かに、この方法では同じカロリーの食事を摂っても、食後の血糖値の上昇は緩やかになります。食べる順番に気を使って、血糖値の急上昇を避けることは老化防止に意味があることなのです。

「糖化」も身体を老化させる

血糖値が高いことが、なぜ身体にダメージを与えるのでしょうか？　その仕組みを少し詳しく説明します。

血液中の血糖値が高かったり、血糖値が急上昇したりすると、糖がタンパク質（アミノ酸）と結合して、「糖化」という現象を引き起こします。糖化したアミノ酸は最終的に、「AGEs《エイジス》」(Advanced Glycation End Products＝終末糖化合物＝糖化タンパク）という物質になりますが、このAGEsは老化に深く関わっています。

糖化は細胞を劣化させるのでなく、まず細胞が作ったコラーゲンなどのタンパク質（＝細胞外マトリックス）にダメージを与えます。血液中に糖が多くなると、血液中の糖が血管外に染み出していき、身体の組織を作る細胞外マトリックスを糖化させて、老化させるのです。

例えば、コラーゲンは皮膚組織の70％を占めますが、糖化してＡＧＥｓになると茶色に変色して、脆くなってしまいます。そして、皮膚組織の中でＡＧＥｓがたまっていくと、シミやシワやたるみなどが起こるのです。

また、骨はカルシウムでできているイメージがありますが、コラーゲンがカルシウムやリンと結びついて作られています。**ですから、血糖値が高いと、糖化したＡＧＥｓが骨の中に蓄積されていき、骨自体も脆くなってしまうのです。**

身体の中で糖化しやすいのは、アミノ酸の代謝が遅い「皮膚」や「眼球の水晶体」、「血管」、「骨」、「軟骨」などです。糖尿病の怖いところはさまざまな合併症を起こすことですが、糖尿病患者の場合、これらの組織が糖化しやすくなるので、動脈硬化は2～3倍、白内障は5倍、認知症は2～4倍、骨折は2倍、発症リスクが高いとされます。

とくに気になるのは認知症のリスクではないでしょうか。認知症には大きく分けて「アルツハイマー型」と「脳血管型」がありますが、「糖尿病の高齢者」は「糖尿病ではない高齢者」と比べて、どちらの認知症でも発症率が高くなることがわかっています。認知症の発症率は、糖尿病の期間が長いほど高く、動脈硬化や腎臓病などが進んでいる場合はさらにリスクが高くなるのです。

これらの病気は、組織を作るアミノ酸が糖化していくことが原因の一つなのです。なお、前項で述べた「ＨｂＡ１ｃ（糖化ヘモグロビン）」は、アミノ酸でできているヘモグロビンが糖化したものですが、ＡＧＥｓになる前の「アマドリ転位生成物」と呼ばれる物質の一種です。

アマドリ転位生成物は酸化してＡＧＥｓになるのですが、実はこのアマドリ転位生成物も活性酸素を産出するのです。つまり、アマドリ転位生成物は自ら生み出した活性酸素で酸化してＡＧＥｓになります。同時に周りのコラーゲン（正確には主成分のアミノ酸）を酸化させるので、老化の悪循環が起こってしまうのです。

糖化は細胞の炎症も起こす

ＡＧＥｓが身体に与えるダメージは、コラーゲンなどのタンパク質、アミノ酸を変質させて、脆くさせることだけではありません。

細胞は細胞の外から来る情報を受け止めるために表面から突き出した「受容体(Receptor)」というタンパク質からできている器官を持ちます。受容体の中にはAGEsの受け皿になる「RAGE《レージ》=AGEs受容体(Receptor for AGEs)」があり、この二つが結びつくと情報伝達に異常が起こり、炎症シグナルを活性化させてしまいます。すると、細胞が炎症を起こして異常を来し、老化が進んでしまうのです。

例えば、皮膚組織でしたら、コラーゲンが糖化によってAGEsによって脆くなりますが、その後、AGEsは皮膚細胞のRAGEと結びついて炎症を起こし、コラーゲンをうまく作れなくなってしまいます。骨組織も同様でコラーゲンのAGEs化で脆くなり、骨細胞がコラーゲン、カルシウムをうまく作れなくなり、骨粗鬆症になるのです。

このように糖化で老化は進んでいくわけですが、糖尿病の合併症は組織のタンパク質が糖化して脆くなったところに、糖化でできたAGEsがタンパク質を作る細胞にダメージを与えて、病状が進行していくと考えられます。

なかでも最近になって動脈硬化にAGEsが深く関わっていることがわかってきました。

従来、動脈硬化は血管壁にコレステロールなどの脂質や血栓が付着、プラーク(こぶ)が積層されていって血管が狭くなっていくと考えられていました。

これらのことも重要な要因なのですが、そもそも血管もコラーゲンでできています。**つまり、血管は身体の中でも血中の糖分からAGEsになりやすい組織と考えられるので、血糖値が高いと血管内壁はAGEsになって脆くなり、ダメージが蓄積されていきます。**そのため、動脈硬化が進むことになるわけです。

さらに、血管細胞のRAGEとAGEsが結びつくと、結果として炎症が起こります。すると、血管が限界まで塞がれていなくても、血管細胞が炎症を起こすことでプラークが破裂し、動脈が詰まって起こる、心筋梗塞や狭心症、脳梗塞などを発症させてしまうのです。

「活性酸素」は細胞以外にもダメージを与える

「糖化」と同様に、細胞の「酸化」も老化を進行させます。

「酸化」や「活性酸素」という言葉をこれまでも述べてきました。

活性酸素は、細胞内のさまざまな器官、皮膚や筋線維、骨、内臓を作るコラーゲン、体内の物質代謝の主役となる酵素などのタンパク質も酸化させます。

タンパク質はいくつものアミノ酸がつながり、複雑に折れた構造をしていますが、活性酸素はリジンやアルギニンほかアミノ酸の一部分を反応させて、化学変化を起こすのです。酸化してしまったタンパク質は「異常タンパク質（酸化修飾タンパク質）」と呼ばれ、AGEsと同じように本来の機能が働かなくなってしまいます。

ただ、タンパク質は分解、合成を繰り返しているので、通常は異常タンパク質が過度に蓄積することはありません。しかし、体内で大量の活性酸素が発生して、タンパク質が限界を超えて酸化されたり、加齢によりタンパク質を分解、合成する能力が低下すると、異常タンパク質が蓄積していって、老化や病気の原因になるのです。

例えば、異常タンパク質の一種、アミロイドβが脳内で蓄積、凝集するにつれてアルツハイマー病が進行していくとされています。アミロイドβそのものには害はないのですが、二つ以上結合して凝集すると、神経細胞を殺してしまいます。そのことで、記憶や学習機能などの神経機能を障害すると考えられているのです。

異常タンパク質と聞いて、ＢＳＥ（牛海綿状脳症）、いわゆる狂牛病を思い浮かべる方も多いと思います。ＢＳＥの原因はプリオンとされますが正確には異常プリオンで、異常タンパク質の一つです。ＢＳＥの場合、ＢＳＥプリオンという病原体がプリオンを異常タンパク質にしますが、ＢＳＥや狂牛病と同様の神経変性疾患、パーキンソン病、ハンチントン病なども異常タンパク質の蓄積、凝集によって発症することが明らかになってきています。

「酸化」が細胞を老化させる

それではなぜ「酸化」「活性酸素」が生じるのでしょうか。

どちらも生物が生きていくうえで、不可欠な「酸素」、そして「フリーラジカル」が関係しています。

細胞の老化の原因の一つにも挙げましたが、フリーラジカルとは「不対電子」という不安定な電子を持つ物質のことです。

酸素分子は結合が不安定なため、ほかの化学物質から電子を奪って酸化させるフリーラジカルの一つとされます。酸素分子の化学式はＯ^{2}ですが、酸素原子二つが結びついて、一応安定した状態にあります。ただ、その結合は非常に緩いもので、例えば鉄を空気中に置いておくと錆びるのは、酸素と結合してしまうからです。

鉄（Ｆｅ）の錆（酸化鉄）は数種類ありますが、一番単純なものを化学式で書くと、２Ｆｅ＋Ｏ^{2}→２ＦｅＯとなります。酸素分子（Ｏ^{2}）の結合は緩いため、鉄原子（Ｆｅ）二つと結合して、二つの酸化鉄分子（２ＦｅＯ）として安定した物質になりやすいのです。

このように酸素の持つ電子が他の化学物質と結合することを「酸化」と言います。

酸化は細胞にダメージを与えるストレスとして、最大のものとされます。

酸化ストレスは、例えばコレステロールや中性脂肪を酸化させて「過酸化脂質」という体に悪影響を与える物質を作り出します。そして、過酸化脂質は周りの細胞を次々と破壊していって血管や臓器にダメージを与え、さらには細胞の中の遺伝子を傷つけます。つまり、酸化ストレスはＤＮＡにエラーを起こす最大の原因なのです。

細胞の天敵、活性酸素

ただ、酸素の酸化のパワーはそれほど強くありません。

酸素よりもはるかに強い酸化させる力を持った物質が、「活性酸素」です。

活性酸素には強力な酸化による殺菌能力があり、細菌やウイルスを攻撃して、私たちの身体を守ってくれる役割を果たしてくれています。

しかし、過剰にできてしまうと、正常な細胞まで破壊してしまい、細胞の老化を進めたり、さまざまな病気の原因となってしまうのです。

それでは、活性酸素とはどのようなものでしょうか？

活性酸素には、①スーパーオキシド（$O_2 \cdot^-$）、②ヒドロキシラジカル（$HO \cdot$）、③一重項酸素（$^1O_2$）、④過酸化水素（H_2O_2）という4種類があります。

もともと酸素原子（O）は130ページの図のように核の周りの五つの軌跡を8個の電子が周回しています。内側から三つの軌跡はペアになっていますが、外側二つの軌跡の2個の電子は1個ずつでペアを持たない状態にあります。

こういうふうにペアを持たない電子を「不対電子」と呼びますが、不対電子は不安定で、他から電子を奪って安定しようとする特徴があります。

酸素原子は不安定なため、２個が結びついて酸素分子（O_2）となるのですが、図のように酸素分子の原子２個の不対電子４個は一組しかペアにならず、２個の不対電子が残ってしまいます。このため、酸素分子にも他から電子を奪って安定しようという性質があり、その結果、活性酸素が生まれるのです。

活性酸素は酸素から生まれますが、酸素分子が電子を1個もらうと、図のような状態になり、①スーパーオキシド（O_2・－）となります（「・」は不対電子があることを示しています）。

スーパーオキシドは、さらに電子を1個、水素原子を２個もらうことで、④過酸化水素に変わります。

一方、②ヒドロキシラジカル（HO・）は酸素原子に水素原子が結びついたものです。ヒドロキシラジカルは１００万分の1秒ほどの寿命しかありませんが、反応性は高く、周りの細胞の脂質、タンパク質、糖質、核酸などを酸化させてしまう、有害性が高い活性酸素です。

【図7】活性酸素ができる仕組み

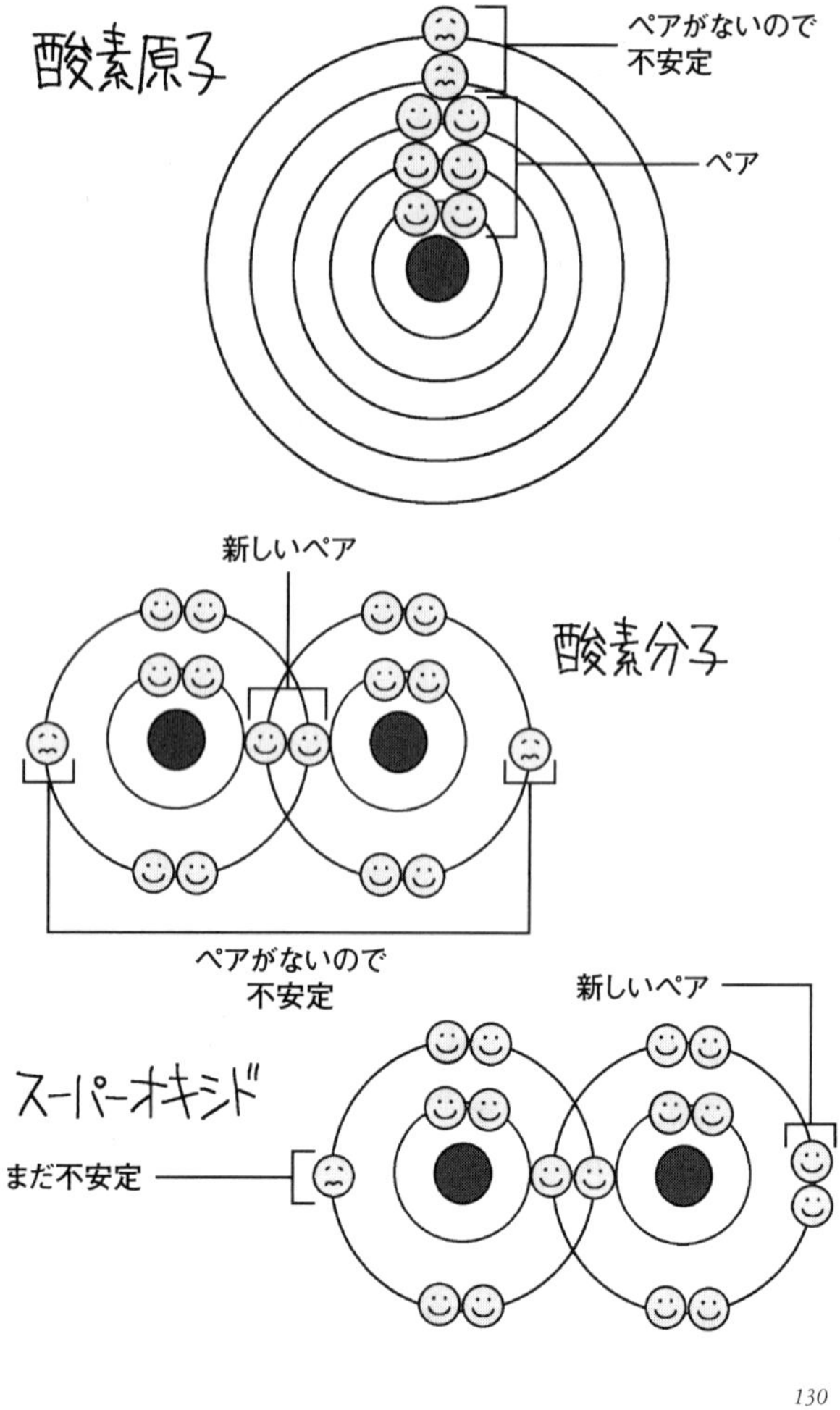

【図8】活性酸素とフリーラジカル

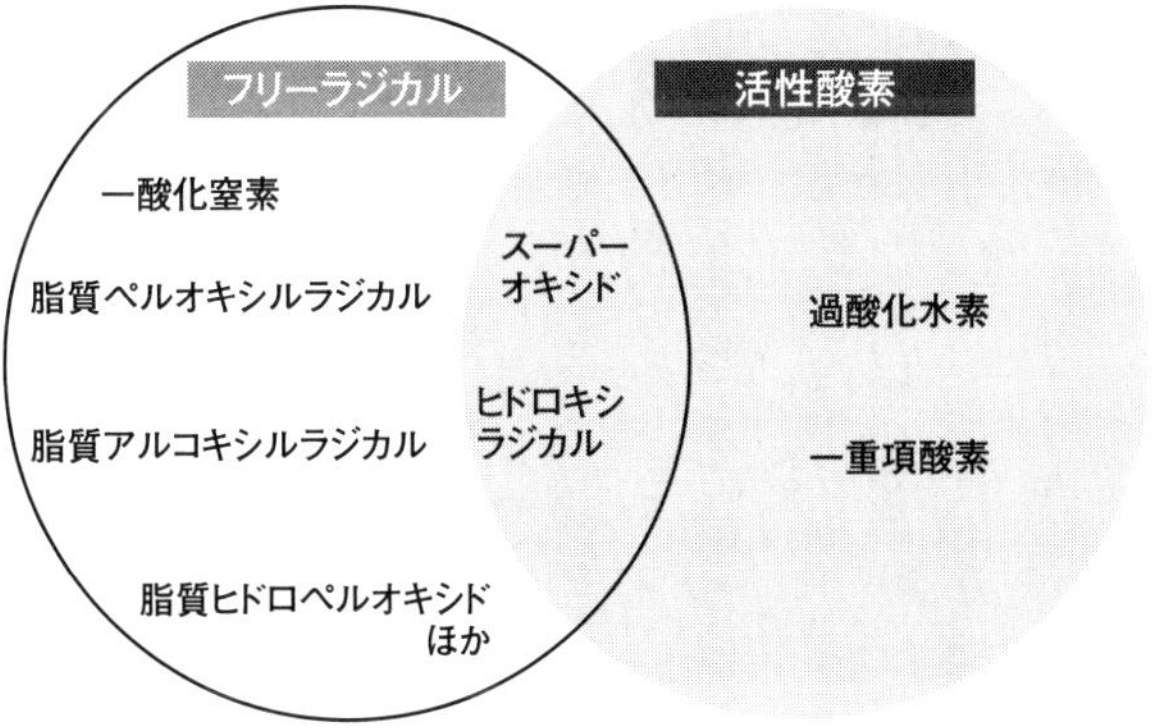

もう一つの活性酸素、③一重項酸素は、紫外線や放射線のエネルギーで生まれます。酸素よりも不安定なので、強い酸化力を持っているのです。そのため、脂質を酸化させて過酸化脂質にしたり、皮膚のコラーゲンなどのタンパク質を破壊したりしてしまいます。

さらに、他の物質から電子を1個奪うと、その電子が不対電子になって、①スーパーオキシドに変わります。

さて、それでは活性酸素とフリーラジカルはどのように違うのでしょう？　フリーラジカルは、前述のように不対電子を持った原子や分子のことです。ですから、活性酸素のなかのスーパーオキシドとヒドロキシラジカルはフリーラジカルの仲間です。さらに、酸素分子も2個の不対電子を持つため、フリーラジカルの仲間と言えます。

前ページの図は活性酸素とフリーラジカルを示したものです。活性酸素もフリーラジカルも酸化力が強く、健康に有害な作用を持つ物質であることに変わりはありません。

活性酸素を無害化する食べ物とは？

活性酸素やフリーラジカルはどのようにして健康に悪影響を与えるのでしょうか。

活性酸素の代表的存在、ヒドロキシラジカルは細胞の細胞膜の電子を奪い、変質させます。細胞膜はリン脂質でできていますが、ヒドロキシラジカルはリン脂質を酸化させてアルコキシルラジカル、脂質ペルオキシラジカルなどの過酸化脂質に変えるのです。これらの過酸化脂質は、不対電子を持ったフリーラジカルでもあるため、過酸化脂質の隣の細胞の細胞膜も酸化させて、次々と連鎖反応を起こしていき、細胞を破壊していくのです。

その結果として、細胞の機能が劣化したり、細胞死を招いたりすることになります。

また、細胞核のＤＮＡの近くでヒドロキシラジカルが発生するとＤＮＡに損傷を与えます。さらに、修復が間に合わなくなると、がん細胞などの変異細胞になっていきます。

活性酸素が発生する大きな要因は、精神的なストレスや過度の運動ですので、まず心身ともに無理をしないことです。

フリーラジカルを不活性化するポリフェノールなどの抗酸化食品を摂ることも、予防には有効でしょう。ポリフェノールは植物のほとんどに含まれますが、代表的なものは、ワイン、お茶、リンゴ、ブルーベリーなどに多く含まれるカテキン。お茶、赤ワイン、柿、バナナなどの渋味成分であるタンニン。大豆や大豆加工商品（豆腐、納豆など）に多く含まれるイソフラボン。ゴマに含まれるセサミンなどがあります。

人間の身体には余分に発生した活性酸素から細胞を守るためのさまざまな防御機能も働いています。この防御機能はスカベンジャー（Ｓｃａｖｅｎｇｅｒ＝廃品回収業者、清掃業者）と呼ばれますが、抗酸化食品はスカベンジャーの働きを促します。

スカベンジャーは体内に余分に発生した活性酸素を無害化、活性酸素の攻撃から細胞を守る働きを持っています。

ただ、ヒドロキシラジカルを直接、無害化することはできません。しかし、ヒドロキシラジカルに変わる可能性のあるスーパーオキシドや過酸化水素は、スーパーオキシドジスムターゼ（SOD）やカタラーゼ、ペルオキシターゼなどの体内で作られる抗酸化酵素や、ビタミンEやグルタチオン（体内で作られます）などの抗酸化物質で無害化することができます。

あらゆるストレスが活性酸素を生み出す

人間の身体の中で活性酸素が生まれるのはなぜでしょうか？

原因は一つだけではありません。活性酸素は老化の原因、酸化ストレスのもとになるものですが、実はすべてのストレスが活性酸素を発生させる原因になります。精神的なストレス、暑さ寒さや騒音、放射線や紫外線などによる物理的なストレス、酸素や薬物などによる化学的なストレス、炎症、感染などに対する免疫反応による生物的なストレス……。**すべてのストレスが、活性酸素を発生させているのです。**

そして、もう一つ。活性酸素を発生させる最大の原因になるのが、エネルギー代謝によるものです。細胞のエネルギーは「ミトコンドリア」という細胞内小器官（細胞の中の器

【図9】人間の細胞

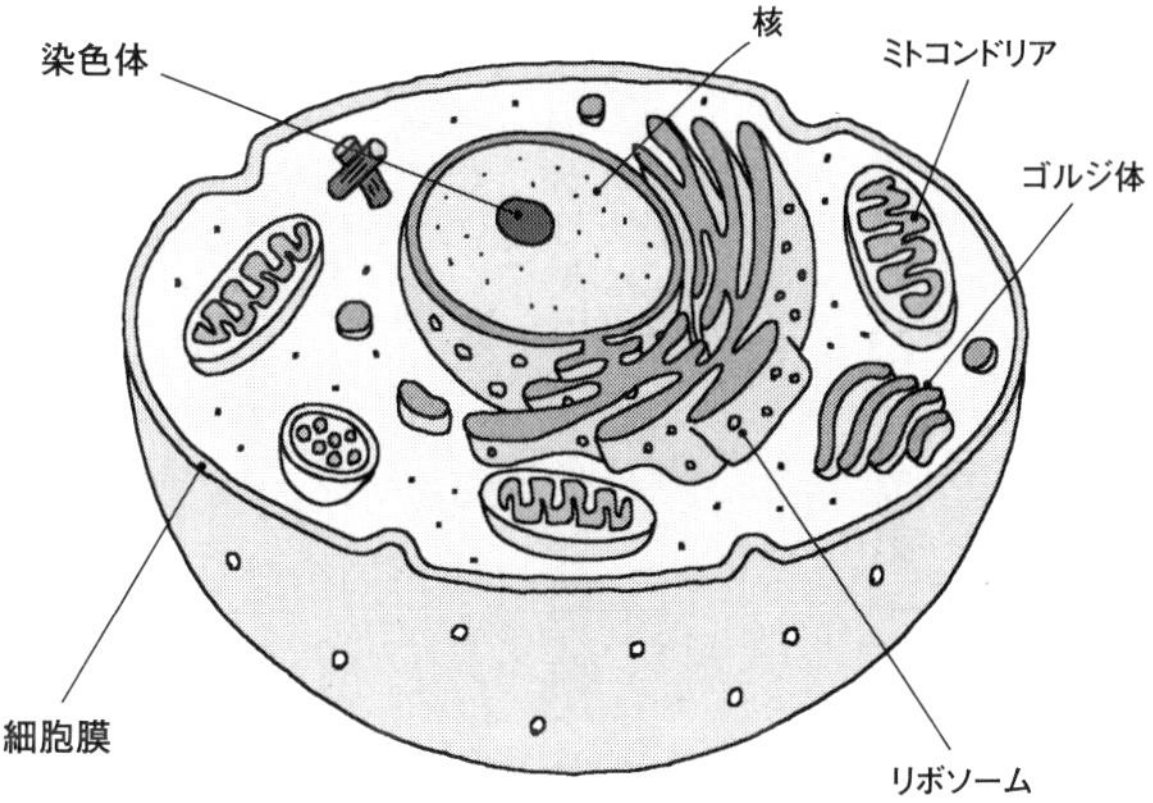

官）が作り出しています。

ミトコンドリアは「摂取した食物から取り出された水素」と「呼吸で取り入れた酸素」を反応させて、ＡＴＰ《エーティーピー》（アデノシン三リン酸）という物質を合成しています。ＡＴＰの「Ａ」はアデノシン、「Ｔ」はＴｒｉｐｌｅ《トリプル》＝３、「Ｐ」はリン酸を意味していて、アデノシンという物質に三つのリン酸が結合したものです。

このＡＴＰからリン酸を順に一つずつ外していくとエネルギーが生まれるのですが、順にＡＤＰ（アデノシン二リン酸、ＤはＤｏｕｂｌｅ《ダブル》＝２）、ＡＭＰ（アデノシン一リン酸、ＭはＭｏｎｏ《モノ》＝１）にしていって、エネルギーを作り出しています。

このエネルギーで細胞を分裂、増殖させたり、筋肉細胞を収縮させたり、神経伝達物質を放出させたりしているのですが、ミトコンドリアの働きによって、活性酸素のうち一重項酸素以外の「スーパーオキシド」、「過酸化水素」、「ヒドロキシラジカル」が生まれます。

ミトコンドリアはATPを作る際に、化学エネルギーを電気エネルギーに変換しますが、そのときに高い電圧をかけられた状態になります。電圧にむらがあると電子が漏れ出てしまい、その電子が酸素と結びつくと、スーパーオキシドになります。さらに電子が結びつくと過酸化水素、さらに電子が結びつくとヒドロキシラジカルになっていきます。

ミトコンドリアは「細胞の発電所」と呼ばれますが、発電所を稼働させればさせるほど、廃棄物を生み出してしまうのと同じことがミトコンドリアでも起こるわけです。

コエンザイムQ10に若返り効果はあるか

ミトコンドリアに効くというサプリメントがあります。ミトコンドリアの活動を活発にして細胞を元気にし、若返りに効果があるかのように宣伝されています。代表的なものが

「コエンザイムＱ10」です。

コエンザイムＱ10は体の中にも存在している成分で、ミトコンドリアがエネルギーを生み出すときに使う材料の一種です。ミトコンドリアには欠くことのできないものと言えます。

コエンザイムＱ10サプリメントの効果としては、「細胞の若返り」や「ダイエット」「美肌効果」などがいわれているようです。その理屈は、「ミトコンドリアのエネルギー源となり、その代謝が上がって脂肪が燃焼されるのでダイエットになる」「細胞が活性化されて若返るので肌の張りもよくなる」ということが言われています。

ただしこのコエンザイムＱ10が、細胞やミトコンドリアに届いて活性化させている証拠となる有力な論文は残念ながらありません。それがなぜサプリとなって売られていて、一部で人気になっているのでしょうか。

実はコエンザイムＱ10はもともとアメリカで研究が進められ、かつて１９７０年代には心臓病の薬として売られていたのです。しかしその後の研究で、心臓病への効果が疑問視され薬としては使われなくなっていきました。

その後、日本では２０００年代になってサプリメントや化粧品として広く販売されるようになったという経緯があります。「薬でダメなら、サプリや化粧品で……」という狙いを感じるのは私だけではないはずです。

コエンザイムQ10は体内で普通に合成される物質ですから、バランスのいい食生活を心掛けていれば不足することはありません。肌にぬっても意味がないのはこれまで述べてきた、コラーゲンやヒアルロン酸と同様です。

精神的ストレスも活性酸素を作る

過度の精神的なストレスも、活性酸素を生み出します。

人間の身体はストレスを受けると、心臓の心拍数を上げたり、血管を収縮させて血圧を上げたり、血糖値を上げたりすることで、ストレスに対抗します。ストレスを受けると、脳下垂体から腎臓上部の副腎に指令が伝わり、カテコールアミンとコルチゾールという二つの副腎皮質ホルモンが分泌されます。

この二つは「ストレスホルモン」と呼ばれますが、このホルモンの働きで血圧や血糖値が上がって、ストレスに備えるのです。例えば、脳細胞は空腹などでブドウ糖が足りない状態でも、ストレスを受けると、ストレスホルモンが分泌されて血中のブドウ糖が増えて血糖値が上がり、臨戦態勢を整えることができます。

さらに、心臓はストレスを受けると、脈拍数、血圧を上げて、末梢まで酸素を送り届けようと対応します。自律神経のうち、寝ているときには「副交感神経」が働き、起きているときに「交感神経」が働いていますが、心臓の脈拍を上げるのは交感神経が支配しています。

一方、副交感神経に支配されている臓器はストレスを受けると、休んだ状態になります。例えば、大腸はストレスや緊張などのために働きが悪くなり、便秘になりやすくなります。便秘は腸内細菌のバランスを崩し、腸の細胞にも悪影響を及ぼします。

また、皮膚に張り巡らされた毛細血管への血流も副交感神経が支配しているので、ストレスによって途絶えてしまいます。**そして、血流が途絶えると、フリーラジカルが発生しますので、皮膚細胞もダメージを受けてしまいます。**

よくストレスで胃に穴が開いて胃潰瘍になるといいますが、これも副交感神経が働かなくなるためです。胃は消化のために強い酸性の胃液を分泌していますが、蠕動したり、胃粘膜から粘液を出したりして胃壁を守っています。

これらの働きは副交感神経によるものですが、ストレスのためにこの防御機能が長時間止まると、胃液の強い酸で胃壁が溶けてしまうのです。その結果として、自律神経失調症や生活習慣病、うつ病を引き起こすことになると考えられます。

放射線、紫外線も活性酸素の発生源

紫外線とは地球へ降り注いでいる太陽光の一つです。

太陽光には、目に見える「可視光線」、熱として感じる「赤外線」、目にも見えず熱も持たず、感じることもできない「紫外線」があります。

太陽光はプリズムで赤、橙、黄、緑、青、藍、紫の7色に分光されますが、この7色が可視光線です。赤、橙、黄……の順で波長は短くなり、紫外線は紫色の可視光線よりも波長が短い太陽光、電磁波なのです。紫外線よりも波長が短い太陽光線にはエックス線、ガンマ線、宇宙線があります。これらは放射線とも呼ばれ、有害性は強力ですが、地球を覆うオゾン層に阻まれるため、地球には達しません。

そして、電磁波は波長が短いほどエネルギーが大きいため、物質に化学変化を起こしやすい性質を持っています。例えば、ペットボトルを日の当たるところに置いておくと、どんどん劣化していって、ぼろぼろになっていきます。これは紫外線がプラスチックに化学変化を起こさせているからです。同様に紫外線などの波長の短い電磁波は、体内の酸素分子や水分子を刺激して酸素を活性酸素に変えるという化学変化を起こして、人体に有害な影響を及ぼすのです。

放射線はＤＮＡ自体に損傷を与える

私は普段、皮膚の再生・細胞医療をしているわけですが、皮膚細胞はなぜ培養することができるのかと疑問に思われるかもしれません。

人間の身体の仕組みを説明する上で、面白い考え方をご紹介しましょう。

「人間の身体はちくわのようなもの」と考えてみてください。

そもそも人間の身体は、受精卵から細胞分裂していく早い段階で、原口という陥入部の入り口ができ（人間の場合、肛門になります）、新たな開口部（口になります）が作られます。その段階では、生物は基本的にちくわのような形をしているのです。

人間だけでなく、魚も昆虫も、口と肛門を持っている生物は同様ですが、体の中で「外界」に接している部分は、皮膚だけではなく、口や食道、胃、腸など消化管も同じなのです。食道や胃、腸の中は、自分の「体の中」と思いがちですが、見方を変えると、体の外側とも考えられます。ちくわで言えば、外側が皮膚で、穴が胃や腸などの消化管というわけです。そして、外界に接しているということでは、皮膚も消化管も同じで、細胞の仕組みとしては似た性質を持っています。

皮膚細胞と、腸細胞など消化管の細胞に共通する性質として、これらの組織の細胞は常に外界と接していて傷つくことが多いため、分裂、増殖を頻繁に行っていることが挙げられます。例えば、体表側にある表皮細胞は徐々に表面に押し出されていき、やがて脱核して、角質化します。細胞死してあかなどになりますが、表皮細胞は分裂、増殖をしています。

また、小腸の表面の細胞は1日～2日で入れ替わります。小腸では、日々生まれる細胞と同じだけの死んでいく細胞があるわけです。死んだ細胞は便として身体から排出されますが、便の1割以上が小腸の細胞の死骸といわれています。

このように分裂、増殖する細胞は「幹細胞」と呼ばれます。一方、外界と接していない細胞は、基本的に分裂、増殖をしません。

ちなみに、分裂、増殖しない細胞は放射線の影響はほとんど受けませんが、幹細胞は放射線でダメージを受けます。なぜなら、細胞の分裂、増殖は細胞の中のＤＮＡの設計図に従いますが、放射線や波長が短い紫外線は活性酸素を発生させるだけでなく、ＤＮＡ自体をも損傷してしまうからです。

細胞が分裂、増殖するときにＤＮＡの二重らせん構造がほどけるのですが、そのときに放射線などが照射されると、細胞の分裂、増殖でエラーを起こして、ダメージを受けるのです。そのことがわかりやすく示された、深刻なエピソードがあります。

１９９９年９月、茨城県東海村の核燃料加工施設で臨界事故が起こりました。このとき、被曝した男性の一人は、入院した病院でしばらくは深刻な症状が現れず、医師や看護師とも通常の会話をしていたといいます。しかし事故から10日目ごろから皮膚がはがれ始め、50日目ごろには腸管からの出血が止まらなくなりました。そして、本人の奮闘と医師の努力にもかかわらず、事故から83日目に亡くなります。

　この方の身体の中で何が起こっていたのでしょうか。

　それは細胞ととても深い関わりがあります。放射線が細胞の設計図を担うDNAに損傷を与えたため、皮膚や腸の細胞が分裂、増殖することができず、結果、命が奪われてしまったのです。本来は数日～1か月で入れ替わるべき皮膚や腸の細胞なのに、死んでいく細胞は通常通りある一方で、新たに生まれてくるべき細胞は設計図が壊れているせいで生まれなくなってしまったのです。

　これが強い放射線の恐ろしいところです。目に見える障害は少ないのに、生物にとって非常に重要なDNAを破壊的に傷つけてしまうのです。このどことなく不気味な性質、悪影響があるのかないのか時間がたたないと分からないところが、放射線が恐れられている一つの理由なのでしょう。

第5章　細胞はなぜ老化するのか？

細胞とはどういうものか?

これまで細胞について話してきましたが、そもそも「細胞」とはどういうものなのでしょうか?

ひとことで言うと、細胞とはそれ単独で生命活動ができる最小単位のことです。

私たち人間の細胞は、一つだけでも生命活動ができます。

生命活動とは、「エネルギーを作成して、違うものを作り出すこと」。専門用語で言うと新陳代謝(代謝)をしているということです。新陳代謝をしていれば、細胞と呼べるわけで、生命活動をしていると言えます。

生命体ということでよく議論になるのは、ウイルスです。

ウイルスは遺伝子を持ち、他の生物の細胞を使って分裂、増殖をしていきます。

しかし、ウイルス自体でエネルギーを生み出す代謝は行わないので、生物学上は生命ではないとされています。そのため、生命に非常に近いもので「非細胞性生物」、「生物学的存在」と呼ばれたりしているのです。

ちなみに、病原性を持つプリオン（感染性のある悪性のタンパク粒子。牛海綿状脳症＝狂牛病の原因になる）も自己増殖しますが、構造物ですので、生命ではありません。増殖能力があることが生命だという考え方もありますが、一般的には自己増殖して、代謝をしているものが生命の最小単位と考えられていて、それこそが細胞なのです。

私たち人間には「死」が宿命づけられていますが、実は人間は死んでも個々の細胞は数時間、数日は生きています。場合によっては、１週間近く生きている細胞もありますから、人間という個体の死と最小単位である細胞の死はまったく別物なのです。医学上、脳死は人間という個体の死と考えられますが、その状態では細胞はもちろん、脳幹以外の臓器は生きています。

逆に、生きている私たちの中で、皮膚や腸の細胞をはじめとして、日々、死んでいっている細胞もあるのです。

人間の細胞は、核（細胞核）、ゴルジ体、ミトコンドリア、リボソームなどの細胞器官を持つものです。細胞の構造は１３５ページの図のようなものであり、皮膚細胞や脳細胞、神経細胞、肝細胞など、私たちの身体の60兆個すべての細胞の構造は基本的に同じです。

最初の受精卵も基本構造は同じで、非対称の分裂を繰り返すうちに、機能が特化されていって、皮膚細胞や脳細胞などになっていきます。60兆個それぞれが各部位ごとの機能を担って、絶妙なハーモニーで働いているおかげで、いま私たちは生きているのです。

身体は神経細胞とホルモンが支配している

人間の身体は脳から伝えられる指揮命令系統が統一されていないと、個体として整合性を得ることができません。その役割を果たしているのが、神経細胞とホルモンです。

まず、神経細胞のネットワークが電気的な信号で瞬時に情報を伝達します。視覚情報や聴覚情報などが、このネットワークで短期的に伝わっていきます。神経細胞は身体の隅々まであり、全身にくまなく瞬時に伝えていきます。つまり、神経細胞はテレビやラジオのように瞬間的に伝えていくのですが、その場だけの効果しかなく、持続性がありません。

もう一つ、脳からの指揮命令の情報を伝えるために性ホルモンをはじめホルモンが全体的、長期的に働いているのです。科学的にはホルモンとはタンパク質からできた化学物質であり、構造式まで解明されています。ただ、機能を見ると、情報伝達物質として神経系で働いていることから、神経の一つとも言うことができます。

ホルモンは伝達の速度が遅いのですが、じわじわっと伝えていくという意味で、折り込みチラシ、新聞広告のようなものです。

ホルモンにはさまざまな種類がありますが、脳の下垂体と腎臓の副腎から分泌され、神経系の中で働きます（男性ホルモンは精巣、女性ホルモンは卵巣からです）。

前述のように、ストレスを受けたときには、ストレスホルモンが分泌されて、血圧や血糖値を上げるなどして、人間の身体はいろいろな状況に対応しているわけです。

もともと全身のすべての末梢細胞は神経系でつながっているため、脳とつながっています。そして、脳の下垂体から特定のホルモンが分泌されて、その指令に従って、さまざまなホルモンが分泌されて、さまざまな働きを行っています。

一方、局所ホルモンと呼ばれるものもあります。

例えば蚊に刺されると、すぐに発疹が起こりますが、こういうことは局所ホルモンの働きなのです。局所ホルモンは血小板や白血球、好中球など血液の中から分泌されます。

なぜ血液の中にあるのかというと、何らかの毒が組織、臓器に入ってきたときに、局所ホルモンは血流を多くさせるからです。その毒が壊死性の毒性を持っている場合、入ってきたところに留まっていると、その組織の細胞が死んでしまいます。そのため、毒が入った部分の血管を膨張させて血流を上げ、毒を肝臓に運び、毒性を消して体外に排出するのです。蚊に刺されたときの発疹も、まさにそういう反応なのです。

ですから、局所ホルモンも含めて、ホルモンは60兆個の細胞をつないでおくための、メッセンジャーみたいなものだと言えます。

私が見た限り、脊髄損傷を受けた人の皮膚は若々しさを失い、老人のようになっていることが多いように思えます。それだけで皮膚細胞が老化しているとは言えませんが、脊髄が損傷されると、全身の神経細胞のネットワークが絶たれてしまいます。すると、皮膚細胞は孤立してしまい、その結果として劣化していくとも考えられるのです。

神経細胞の老化を防ぐ

それでは、身体のネットワークをさび付かせないためには、どうすればいいのでしょうか？
その答えは、刺激を受け続けることです。

あいまいな言い方になってしまいますが、五官でキャッチした情報を一つ一つ受け止めて、刺激を受ける。精神的にもオープンマインドになって、人と会話することを楽しみ、喜怒哀楽を忘れないようにする。また、小説や映画、演劇、音楽、美術などに感動することも大切なことです。

血管内皮細胞の培養を研究している友人がいます。

奥さんはピアニストで、研究をしているときにピアノ曲をよくかけているそうなんですが、細胞の培養がうまくいくと言っています。この話は本当かどうかの検証のしようがありませんが、細胞はともかく、音楽が人間に刺激を与えるのは、間違いないことです。

そして、脳の聴覚野に心地よい刺激を与えることは、神経伝達物質を分泌させます。クラシック音楽を聴くとリラックスしたり、ロックミュージックを聴くと興奮したりするのもそのためと考えられます。同様に視覚でも赤系の色を見ると興奮したり、青系の色を見るとリラックスするといわれます。触覚でも金属系のものに触れると不安を覚え、ペットなど動物に触れるとリラックスするという効果があります。

また食べ物をよくかんで食べることも脳への良い刺激になります。日本福祉大学の研究では、65歳以上で歯がほとんどなく入れ歯も使っていない人の認知症発症リスクは、20本以上歯がある人に比べて、1・9倍になるということです。

物をかむ刺激は脳の中の「前頭前野」という部分を活性化します。この前頭前野は、人間の感情や記憶、意思、コミュニケーションなど知的な活動をつかさどる重要な部分ですから、脳を効果的に活性化できるのです。

さまざまな脳への刺激がありますが、逆にストレスがかかるような刺激は活性酸素、フリーラジカルを発生させるので注意が必要です。

ミトコンドリアの活性化で老化を抑えられる

しばらく前にテレビ番組や雑誌で話題になった言葉に「長寿遺伝子」＝「サーチュイン遺伝子」があります。聞き覚えのある方もいるのではないでしょうか。だれもが細胞の中に持っているこの「サーチュイン遺伝子」はカロリー制限など軽い飢餓状態で活性化することがわかっています。サーチュイン遺伝子の具体的な働きは、主に以下の九つと考えられています。

①ミトコンドリアを増やす、②劣化したミトコンドリアの消化、③ＤＮＡの修復、④免疫細胞の正常化、⑤テロメアの保護、⑥脂肪の燃焼、⑦インスリン分泌の正常化、⑧活性酸素の消去、⑨炎症物質の抑制。

そしてこれらの働きによって、生物の寿命が伸びるという研究が、マサチューセッツ工科大学のレオナルド・ガレンテ博士らによって行われています。

最も注目すべきはミトコンドリアの働きです。ミトコンドリアは細胞の中でエネルギーを作り出す重要な器官ですが、加齢によって数が減ったり、機能が弱まったりします。

このことが、老化に深く関わっているのです。

もともとミトコンドリアは別の生命体だったと考えられています。そのため、「細胞内寄生生命」と呼ばれますが、生命は自己増殖、代謝を行うことに加えて、外界と自分との境界を持つという特徴があります。

このことは生命であることの条件であり、ミトコンドリアも細胞の中にある「細胞小器官」でありながら、境界を持っています。また、自己増殖能力も持ち、摂取した食物から取り出された水素と呼吸で取り入れた酸素を反応させてエネルギーを生み出し、ＡＴＰ（アデノシン三リン酸）という物質を合成します。筋肉細胞の収縮、幹細胞の物質の合成などでATPがエネルギー源になりますので、代謝に似た働きも持っています。

細胞内寄生生命細胞とも呼ばれるミトコンドリアですが、一つの細胞に一つのミトコンドリアが「寄生」しているわけではありません。一つの細胞の中にミトコンドリアは最低一つはありますが、数千個を持つ細胞もあります。

ミトコンドリアの数はエネルギー代謝に関わる細胞ほど多いと考えられています。例えば、心筋細胞は細胞質体積で40％以上、筋肉細胞は同5～10％のミトコンドリアがあるとされています。そして、ミトコンドリアの数はエネルギー需給に応じて短期間で増減しているのです。つまり、筋肉細胞なら運動すればするほどミトコンドリアの数は増えていき、疲れにくくなると考えられます。

細胞の中でのミトコンドリアの働きで考えると、神経細胞の情報の伝達、筋肉細胞の収縮、皮膚細胞のコラーゲン産生などそれぞれの細胞がどれだけのエネルギーを必要とするかによってミトコンドリアの数が決まってくるわけです。

そして、エネルギーの需要が高まると、ミトコンドリアは分裂、増殖して数を増やし、より大きなエネルギーを作り出しているのです。

ただ、ミトコンドリアは老化することによって、細胞の中の数が減っていきます。例えば、皮膚細胞は時間がたつにしたがって表皮に近づいていきますが、ミトコンドリアの数が最大なのは分裂、増殖したときで、表皮ではほとんど消失しています。最終的に表皮細胞は脱核して死を迎え、角質になりますが、その段階ではミトコンドリアも死に絶えるのです。表皮には血管が走っていないため、ＡＴＰの原料である水素、酸素が供給されなくなるためです。

注意したいのは、ミトコンドリアの数が減っていっても、ミトコンドリアが生み出す活性酸素が減っていかないことです。それどころか老化した細胞のミトコンドリアはエネルギー産出効率が悪くなり、より多くの活性酸素を生み出します。また、若いミトコンドリアは多くのＡＴＰを生み出しますので、細胞活性が高まって活性酸素を消去することができますが、ＡＴＰが少なくなると細胞活性が落ちていって、活性酸素が細胞膜、ＤＮＡ、細胞外マトリックスを損傷していきます。

細胞と同様に、その中のミトコンドリアも老化させないことが大切なのです。細胞を老化させるとミトコンドリアも老化すると考えられますから、「食事は腹八分目を心掛ける」など、これまで述べてきたような方法で細胞の老化を防ぐことを心掛けてください。

終末細胞を大切にする

細胞のなかで、神経細胞は分裂、増殖をしない終末細胞《エンド・セル》、すなわち終末分化細胞です。

一方、表皮細胞、真皮細胞などの皮膚細胞は、分裂、増殖を繰り返します。すべての細胞は受精卵から分化していったものですが、皮膚細胞は体表側にあります。最も体表側にある表皮細胞は徐々に表面に押し出されていき、やがて脱核して、角質化します。細胞死してあかなどになりますが、表皮細胞は分裂、増殖をしています。

このように分裂、増殖する細胞は「幹細胞」と呼ばれます。

一方、終末細胞とは、二度と細胞分裂しないものです。

終末細胞とは終末分化した細胞のことで、私たちの身体は1個の受精卵が細胞分裂を繰り返して、その過程でさまざまな特殊な細胞に分化していきます。そして、分化の最終段階に到達した細胞は異なる系列の細胞へと分化することはなく、また細胞分裂もせず、静止期に至ります。

幹細胞と終末細胞の違いは、蜂にたとえると、わかりやすいかもしれません。

女王蜂がいる限り、蜂は巣から無尽蔵のごとく生まれてきます。幹細胞は、女王蜂のようなものと言えます。

逆に、終末細胞は女王蜂がいなくて、働き蜂ばかりなのです。働き蜂が死んでしまうと蜂はいなくなってしまいます。終末細胞にも同じことが言えます。

終末細胞の代表的なものには、脳や脊髄などの神経細胞、筋肉の筋細胞、肝臓の肝細胞などがあります。

終末細胞以外の細胞は、何らかの原因で壊れたり、傷つくと、細胞が複製・分割して、修復されますが、終末細胞にはそういうリカバリー機能がありません。

終末細胞は基本的に再生しないので、できるだけ活性酸素や紫外線などで損傷を受けないように心掛けるべきです。

また、脳細胞でしたら、前に述べたようにアルツハイマー病などの認知症になると、脳細胞が死んで減少してしまいます。認知症予防にいい食べ物には、ＤＨＡ（不飽和脂肪酸の一種）を多く含む背の青い魚（アジ、イワシ、サバなど）や、ビタミンＥを多く含んでいる野菜、カテキンを含んでいるお茶、抗酸化力が強い赤い色素が豊富な魚・サケなどがあげられます。

まずは食べ物で脳細胞を大事にすることは、手軽でおすすめできます。タバコや過度のアルコールは活性酸素を発生させてダメージを与えるので、控える方がいいわけです。

免疫細胞とはどういうものか？

ここまでに「免疫」という言葉を使って、細菌やウイルスなどの外敵から身体を守る機能を説明してきました。それでは、そもそも免疫とは一体どういうものでしょうか？

免疫は「生体防御システム」「免疫監視機構」とも呼ばれますが、人間の身体は皮膚や粘膜、胃、小腸、大腸、血液という各部分で外界から守られています。

まず皮膚で細菌やウイルスをブロックしますが、口や鼻に入った場合、粘膜の粘液で防御され、唾液や鼻水で体外に排出されます。次に、皮膚や粘膜を通り抜けると、胃の中で強い酸性の胃液で退治することになります。

ただ、胃酸では殺せない細菌やウイルスもいますので、小腸、大腸まで入り込むこともあります。そして、ここから働くのが免疫機能です。

腸管には免疫担当細胞の6～7割が集中しているとされます。

小腸は食物の栄養分を消化、吸収しますが、腸壁には絨毛《じゅうもう》と呼ばれる突起があります。この絨毛と絨毛の間にはパイエル板というリンパ節があります。このパイエル板などに免疫担当細胞が集まっていて有害物質を撃退、体内に吸収させないようにしているのです。

例えば、病原性大腸菌O－157の場合、胃液への耐性が強く、小腸、大腸で増殖していくのですが、この免疫機能がきちんと働いていれば、発症することはありません。

O－157は腸管出血性大腸菌とも呼ばれますが、ベロ毒素という有害な物質を産み出しているため、もしも免疫機能が働かずに腸管の中で一定量を超えてしまうと、腸壁を損傷し、出血性の下痢となります。さらに、ベロ毒素が腎臓など体内に取り込まれれば、尿毒症などを起こし、出血によるショックなどで死に至ることもあるのです。

この免疫担当細胞とは、血液の白血球のことです。

白血球には単球、好中球、好酸球、好塩基球、リンパ球という5種類の細胞があり、アメーバ運動と呼ばれる移動運動を行っています。血管の内と外を自由に動き回り、外敵を見つけると攻撃して退治するという免疫機能を担当しているのです。

これら五つの免疫担当細胞の約6～7割が腸管に集まっているわけですが、五つの免疫担当細胞がバランスを保ち、連携しながら正常に働くことで、免疫機能が働いて、細菌やウイルスなどの異物から私たちの身体を守るのです。

なお、単球とリンパ球は働きなどによって、さらに細かく分類されます。単球は血管の外に出ると、マクロファージ（貪食細胞）と呼ばれます。骨や脳のミクログリア細胞、鼻や肺、胃、小腸、大腸の樹状細胞、表皮のランゲルハンス細胞もマクロファージの仲間で、それぞれの組織に入ってきた異物を退治します。

リンパ球はNK細胞（ナチュラルキラー細胞）、B細胞、T細胞（ヘルパーT細胞、キラーT細胞、サプレッサーT細胞）の3種類に分けられます。

加齢によって免疫機能も落ちていく

私たちの身体を守ってくれている免疫細胞の機能は、加齢とともに低下します。大きな原因の一つは、年齢を重ねていくと、他の臓器に比べて免疫細胞のT細胞の生産が行われる胸腺や、リンパ球をためている脾臓が縮んでいってしまうからです。

Ｔ細胞は英語では「Thymus-derived cell（胸腺由来細胞）」。骨髄から生まれた未熟リンパ球が胸腺に入り、胸腺（Thymus）で成熟リンパ球へと分化していくので「Ｔ細胞」と呼ばれています。

Ｔ細胞を作っている胸腺は加齢とともに萎縮していき、60歳代になると40％ほどになってしまうとされています。

また、がん細胞を攻撃することで知られるＮＫ細胞の働きも15歳前後をピークに落ちていき、マクロファージの数も減少していきます。

このように、加齢とともに免疫細胞全体が減少し、免疫機能が低下していくため、さまざまな病気にかかりやすくなってしまうのです。さらに、細菌やウイルスなども抗生物質への耐性ができていくため、感染症にかかりやすくなってしまいます。

現在、日本では毎年３万人が結核を発症していますが、そのうちの６割が60歳以上です。これは若い頃に感染した結核菌が加齢で免疫力が低下していくために活性化して、発症してしまうと考えられます。

また、40代、50代になって生活習慣病にかかった場合にも、免疫機能が落ちていき、さまざまな感染症にかかりやすくなったり、がん細胞の増殖を抑え切れなくなっていきます。

さらに、免疫バランスが崩れていくと、自分の身体を抗原と見なして攻撃してしまう膠原病などの自己免疫疾患やアレルギー性疾患のリスクも高まっていくのです。

免疫力を高めて、老化を抑える

加齢とともに免疫担当細胞の機能が落ちていくのは、胸腺と脾臓の萎縮のためだけではありません。免疫担当細胞自体も老化してしまいますし、私たちの日常生活で免疫機能を低下させるさまざまな要因があるからです。また、免疫担当細胞の機能が落ちることで、身体全体の老化が進み、そのことで免疫担当細胞も老化していくという悪循環も招きます。

代表的な原因は、精神的なストレスです。現代社会では仕事や対人関係で常に精神的なストレスを感じがちですが、ストレスは自律神経のバランスを崩します。

そして、このことが免疫機能にも大きな影響を与えるのです。

自律神経とは私たちの意思ではコントロールできない神経系統で、交感神経と副交感神経の二つから成り立っています。交感神経で興奮、副交感神経でリラックスするという具合にそれぞれ相反する方向に働いて、この二つの神経のバランスが保たれることで私たちは健康でいられるのです。ところが、強い精神的なストレスなどでこの二つの神経のバランスが崩れ、片方に極端に継続的に偏ると、免疫機能がうまく働かなくなります。

具体的には、交感神経が優位になった状態が続くと、血流が悪くなり、血液の中の好中球、好酸球、好塩基球の割合が増えていき、リンパ球が減っていきます。すると、化膿性の炎症が起こりやすくなったり、組織が崩壊しやすくなったり、がん細胞の増殖も抑えられなくなったりします。

逆に、副交感神経が優位になると、血流がよくなり、好中球、好酸球、好塩基球が減り、リンパ球が増えます。すると、自己免疫疾患やアレルギー性疾患になりやすくなるのです。

強いストレスは免疫担当細胞の機能を落とすことになりますので、なかなか難しいことでしょうが、どんなことが起こってもなるべくリラックスすることです。

また、不規則な生活による睡眠の乱れ、運動不足、喫煙、飲酒などでも、自律神経のバランスが崩れやすくなるので、生活習慣にも気を配ったほうがいいでしょう。

善玉菌を増やして免疫力を高める

精神的なストレスのほか、ＰＭ２・５などの環境汚染物質や環境ホルモン、加工食品やインスタント食品、ジャンクフードなどに含まれる食品添加物なども、免疫力を低下させる原因になります。また、特効薬だった抗生物質も多用により耐性菌などが生まれて、免疫力低下の要因になっていますし、病院などで出される薬を何種類も長期間、濫用することも、副作用だけではなく免疫低下の一因です。

そんな時代に、免疫担当細胞の機能を低下させないために考えたいのが、大腸の腸内環境の改善です。私たちの大腸は加齢に伴って、ビフィズス菌や乳酸桿菌の割合が減っていき、ウェルシュ菌や大腸菌などの悪玉菌が優勢になってきます。

善玉菌は腸内を酸性に保つ効果があり、善玉菌が優勢で大腸が酸性に保たれていれば、体外から酸性に弱い風邪やインフルエンザのウイルスなどの病原菌が入ってきても、増殖を抑えられ、未然に発症を防げます。つまり、腸内環境を整えることは、もう一つの免疫機能を働かせることになるわけです。

さらに、一部の善玉菌、ビフィズス菌や乳酸菌のある種の株には、細菌やウイルスから身体を守る「抗体」の産生を活発にする効果があることもわかっています。マクロファージはウイルスや細菌を貪食して抗体の産生を促しますが、善玉菌が優勢だと、抗体の産生量が多くなることがわかってきたのです。

また、乳酸菌やビフィズス菌は乳酸や酢酸などを産出しますから、腸内で生き残ったものは腸内を酸性に保つ効果もあるのです。

乳酸菌、ビフィズス菌には、免疫システムを健全に働かせるための二つの意味があるのです。

善玉菌を生きたまま腸に届ける

腸内環境を改善して、善玉菌を優勢にするにはどうすればいいのでしょうか？

最近、ヨーグルトなどのコマーシャルで「大腸まで届くビフィズス菌」「大腸まで届く乳酸菌」という言葉を耳にすることがあると思います。ビフィズス菌や乳酸菌は善玉菌なのですが、実はヨーグルトなどの食品から摂っても、胃酸や小腸の消化酵素で殺菌されて、ほとんどが大腸まで届きません。ただ、なかには胃酸や消化酵素に耐性がある善玉菌の菌種があって、そのことがコマーシャルでうたわれているのです。

しかし、その善玉菌が大腸に届いたとしても、腸内細菌として定着したり増殖したりすることはありません。大腸の中の腸内細菌は微妙なバランスで共存していて、食物からの細菌は定住できないようになっているのです。ですから、コマーシャルでも「大腸まで届く」という表現になっているのですが、だからといって、効果がないわけではありません。まず、大腸内で善玉菌が増えることで、腸内は酸性になり、細菌やウイルスが住みづらくなり、感染症を防ぐことができます。また、善玉菌が分泌する酸が腸壁に刺激を与えて蠕動運動を活発にするので、排便を促すことになります。すると、便通が良くなっていき、結果として大腸内で善玉菌が優勢になっていくのです。

微生物を摂ることで整腸などの健康効果があるのですが、このように生きたまま腸に届く身体に良い働きをする微生物やそれを含む食品のことを「プロバイオティクス」と呼びます。

プロバイオティクスは便秘や下痢などに効果があり、免疫を活性化すると考えられます。

また、腸内の悪玉菌の割合を減らすことで、悪玉菌の有害物質の産生を抑えて、花粉症などアレルギーの抑制、抗がん、血中コレステロール低下、血圧降下、内臓脂肪の減少など、さまざまな効果が期待されます。

薬品や抗生物質のように、劇的な効果はさほど望めないのですが、予防効果は大きいと言えます。

「プレバイオティクス」と「シンバイオティクス」

悪玉菌を減らし、善玉菌を増やすには、「プレバイオティクス」と呼ばれる方法もあります。プレバイオティクスは１９９５年にイギリスのレディング大学のグレン・ギブソン教授によって、「腸内の善玉菌にだけ働くもので増殖を促進させたり、活性を高めることで健康に有効な物質」と提唱されました。

胃や小腸で消化、吸収されず、善玉菌の栄養源となって増殖を促し、腸内バランスを健康的な状態に改善する効果があるものです。具体的には善玉菌のエサになるオリゴ糖、食物繊維のことですが、さまざまな種類があり、それぞれ次のような食品に多く含まれています。

○オリゴ糖

ガラクトオリゴ糖＝牛乳や乳製品など

フラクトオリゴ糖＝ニンニク、アスパラガス、ネギ、タマネギ、ゴボウ、大豆など

大豆オリゴ糖＝大豆や醤油、味噌などの大豆製品など

乳果オリゴ糖（ラクトスクロース）＝発酵ヨーグルトなど

キシロオリゴ糖＝トウモロコシ、タケノコなど

イソマルトオリゴ糖＝はちみつなど

ラフィノース＝キャベツ、ブロッコリー、アスパラガスなど

ラクチュロース＝牛乳や乳製品など

コーヒー豆マンノオリゴ糖＝コーヒー豆

グルコン酸＝はちみつ、ローヤルゼリー、大豆、米、シイタケ、発酵食品など

○食物繊維

ポリデキストロース＝トウモロコシが原料の人工的に合成した食物繊維

イヌリン＝タマネギ、ニンニク、ニラ、キクイモなどキク科の植物の根など

最近では、プロバイオティクスとプレバイオティクスを組み合わせた「シンバイオティクス」と呼ばれる機能性食品も流通しています。そのような商品を買ってもよいのですが、日常の食生活でもプロバイオティクスとプレバイオティクスを意識することで、腸内環境は改善でき、免疫担当細胞の老化を防ぐことができます。

腸内の善玉菌はアンチエイジング物質も分泌する

前述のように、細胞の老化とは染色体の末端部にあるテロメアが短くなっていくことが原因の一つとされています。細胞は分裂、増殖の回数が決まっていて、テロメアは分裂、増殖回数のカウンターのようなもので、分裂を繰り返すたびに短くなっていくからです。そして、だんだん細胞の活性度は落ち、修復機能も落ちていくと考えられています。

一方、腸の細胞は常に分裂、増殖を繰り返していて、腸の上皮細胞は数日で入れ替わっ

ています。つまり、最も活性度、修復機能が必要とされる細胞だと言えます。

細胞の修復や分裂を助ける働きをしているのが、ポリアミンという物質です。

ポリアミンには、細胞の分裂や増殖の制御、RNA（リボ核酸）などの核酸やタンパク質などを合成、安定化させる効果があると考えられていますが、最近ではDNAの突然変異を抑える機能があり、がん細胞発生の抑制効果に関する研究報告もあります。

ポリアミン濃度が低くなると、細胞の活性が落ちていくのですが、ポリアミン濃度は加齢で減少していくため、老化と深い関わりがあると考えられています。

ポリアミンはすべての生物の体内にあり、さまざまな種類がありますが、人間の場合、プトレシン、スペルミジン、スペルミンの3種類が代表的なものとされています。

食物では、白子やたらこなどの魚卵類、貝類、きのこ類、豚肉、鶏肉などの肉類、オレンジなどの果実類、大豆、小豆、トウモロコシなどの豆類、チーズやぬか漬け、醤油、味噌などの発酵食品に多く含まれています。

食品で摂ったポリアミンは血液を介して全身の細胞に届けられますが、ほとんどは小腸で吸収されてしまいます。ですから、ポリアミンは大腸には届かないはずなのですが、大腸でも検出されているのです。これは、どうしてなのでしょうか？

腸内細菌がポリアミンを産出しているか、産出を促しているからです。

実際、協同乳業と理化学研究所などの研究によると、ＬＫＭ５１２というビフィズス菌には老化抑制効果があることがわかりました。そして、このビフィズス菌を摂ることで、大腸内のポリアミン濃度が上がることがわかってきたいのです。また、協同乳業、理化学研究所、京都工芸繊維大学、京都大学の共同研究で、細胞のがん化など、ＤＮＡが突然変異する可能性の低下、抗炎症効果も認められたそうです。

この10年、20年で腸内細菌の研究は飛躍的に進んでいますが、ＬＫＭ５１２を含めてビフィズス菌、乳酸菌など善玉菌の働きについては、今後の研究結果に期待したいところです。

あとがき

誰にでも老化はやってきます。

あまねく人間は生まれた時から「老化・死」というプログラムが動きだすように作られているため、これは仕方のないことです。個人からすれば忌避すべき「老化・死」でも、実は高等生命体が種として永遠に存続するために作られた極めて合目的的なシステムなのです。

生殖細胞の時期には「老化・死」というプログラムは発動されませんが、雌雄の生殖細胞が一つになり、個体を構成する細胞になったとたん、「老化・死」というプログラムが動き始めてしまいます。この仕組みが絶対的な真理として生命界で君臨するため、雌雄という二つの個体から生命というバトンを渡された新しい一つの個体は、新たな進化を遂げることができるのです。

そして、新しい生命にバトンを渡した二つの個体は、やがて生命活動のレベルを落とし（老化）、死へ向かいます。それはまるで、同じ生存環境で競合し、生命資源を奪い合うことを避けているかのようです。

今まで本書で述べてきたように、自然科学（医学）の進歩によって、「老化・死」というプログラムに働きかけて老化を早め、死を早めているさまざまなファクターが明らかになってきました。しかも、そのファクターの中には日常のちょっとしたことで防ぐことができるものもあるから驚きです。

ですから、老化に抗い、「このことは老化に悪いからやらない」、「このことは老化を防ぐから積極的に取り組もう」というように、そのように生きていくことは正しいことです。

もちろん本書はそのための参考になればと思い書いたのも事実です。しかし、あえて本書の「あとがき」として最後に皆さんに一つのエピソードをお伝えしたいと思います。

ある時、私は自身の医療セミナーで、紫外線の有害性を講義したことがありました。

「紫外線は百害有って一利無し。シミはできるしシワもできる。高頻度で皮膚がんも引き起こす。オーストラリアでは子供の時から紫外線の予防教育が盛んだ。紫外線は浴びてはダメです」

しかし、そのセミナーの後で、私の元にある女性がいらっしゃいました。その女性は少し思い悩まれた体でこんなことをおっしゃいました。

「私は、昔からスポーツが大好きで、とくにゴルフは大好きなのです。でも先生の講義を聞いて、悲しいですが、今後ゴルフをなるべくしないように生きていこうと思います。私にはほうれい線がくっきりと刻まれているし、額にもこんなにいっぱいシワがある。今まででこれは私がよく笑う人間なので、こんな深いシワができたと思っていましたが、紫外線が原因なのですね」

即座に私は答えました。

「今までどおり、紫外線をいっぱい浴びてください。ゴルフをやめる必要は全くありません。むしろどんどんゴルフはなさってください。ただし、サンスクリーンはこまめにしてくださいね。また少しでも皮膚に異常を感じたら皮膚がんの兆候かもしれませんので早めに皮膚科を受診してください。そんなことを、ほんの少し頭の片隅に置きつつ、ゴルフを続けてみてはいかがでしょうか」

確かにその女性には多くのシワがありましたが、非常に魅力的で生き生きとした印象でした。人生を楽しんでいる。アウトドアも大好き。人と話すのも好き。笑うのも好き。いいではありませんか。シワがあっても。

生きていくことの判断基準のすべてに老化防止を据え、老化を防ぐことを人生の目的とすべきではありません。美しい肌、年齢不相応な若さを人生の目的としてはならないということです。

これは一見、本書の内容と矛盾しているかもしれません。本書に限ったことではありませんが、世の中には、長生きの秘訣、いつまでも若々しくいる方法、外見の若々しさを長く保つ方法……。さまざまな書籍が発行されています。しかし、アンチエイジング、老化防止は「人生の目的」ではありません。老化を防止することはよりよい人生を生きていく上であくまで「ひとつの手段」に過ぎないのですから。

人生を楽しむことを最優先しつつ、老化防止を心掛けるというスタンスでいたい。私はそう思っています。

著者略歴

北條元治（ほうじょう・もとはる）

1964年、長野県生まれ。医師、医学博士、東海大学医学部非常勤講師、株式会社セルバンク代表取締役、RDクリニック顧問。弘前大学医学部卒業。東海大学形成外科にて重度のやけど治療を行いながら、培養皮膚の基礎研究に携わる。2004年、培養皮膚の研究開発を行う株式会社セルバンク設立。2005年、培養皮膚を肌のアンチエイジング(老化防止)に応用する専門の医療機関・RDクリニックが開設されるに際し、培養皮膚のノウハウ・特許などを供与。現在、RDクリニックでは4人の常勤医師のもと5000件以上もの女性の肌の悩みを解決している。著書に『ビックリするほどiPS細胞がわかる本』(サイエンス・アイ新書)、『保湿とUVケアだけが美肌を作る』(青志社)がある。

企画協力／有限堂制作所・山岸潮
編集協力／羽柴重文
イラスト／はやし・ひろ

角川SSC新書 203

妻の化粧品はなぜ効果がないのか
細胞アンチエイジングと再生医療

2013年11月24日　第1刷発行

著者　北 條 元 治
発行者　馬 庭 教 二
発行　株式会社 KADOKAWA
〒102-8177 東京都千代田区富士見 2-13-3
電話 03-3238-8521（営業）
http://www.kadokawa.co.jp/
編集　角川マガジンズ
〒102-8077
東京都千代田区富士見 1-3-11　富士見デュープレックスB's
電話 03-3238-5464（編集）
印刷所　株式会社 暁 印 刷
装丁　Zapp! 白 金 正 之

ISBN978-4-04-731627-0 C0247

落丁、乱丁の場合は、お手数ですがKADOKAWA読者係までお申し出ください。
送料は小社負担にてお取り替えいたします。

KADOKAWA読者係
〒354-0041
埼玉県入間郡三芳町藤久保550-1
電話 049-259-1100（土、日曜、祝日除く9時～17時）